高等院校医学与生命科学系列实验教材

诊断学实验

EXPERIMENTS IN DIAGNOSTICS

主 编 全 胜 张 匀
副主编 杨大干 林 毓 方 洁

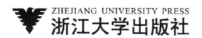

ZHEJIANG UNIVERSITY PRESS
浙江大学出版社

前　言

　　诊断学是运用医学基本理论、基本知识和基本技能对疾病进行诊断的一门学科。它在临床医学中具有重要的地位与作用，为临床医学专业必修课程。为培养具有临床医学基本理论知识和基本能力，能在各级医疗机构从事临床、教学、科研工作的医学专业人才，诊断学实验教学的教学观念、教学方式、教学内容等方面必须进行改革，以最大限度地适应现代医学科学发展和临床需要。

　　诊断学实验教学以培养学生的"三基"为指导思想，加强临床技能的训练，加强实际动手操作能力和临床实际应用能力的培养，加强临床诊断思维方法和诊断分析能力的训练，为临床工作打下良好的基础。其重点在于系统地训练学生，使其掌握问诊、全身体格检查、实验室检查、常见临床技能操作及临床诊断思维等。

　　本书内容包括：问诊方法，如技巧及内容、常见症状、体格检查、病历书写、心电图学、实验室检查、常见临床诊疗技能等内容；结合执业医师考试大纲，指导医学生采集病史，全面系统地掌握患者的症状，并通过视诊、触诊、叩诊和听诊，对患者进行全面系统的体格检查，以便对患者做出初步诊断或提出进一步的诊断方法。

　　由于编写时间和作者水平的限制，本书难免存在缺点、错误，望读者及专家们批评指正。

C目 录
ontents

第一部分　物理诊断学 ·· 1

实验 1.1　问诊内容及问诊技巧 ··· 1

实验 1.2　病历书写 ·· 8

实验 1.3　诊断学基本方法和一般检查 ······························· 14

实验 1.4　头颈部检查 ·· 20

实验 1.5　正常胸部和肺部检查 ·· 26

实验 1.6　异常肺部听诊检查 ·· 30

实验 1.7　正常心脏检查和血管检查 ····································· 32

实验 1.8　异常心脏听诊检查 ·· 37

实验 1.9　腹部检查 ··· 41

实验 1.10　脊柱、四肢及神经系统检查 ······························ 48

实验 1.11　全身体格检查 ·· 55

第二部分　实验诊断学 ·· 62

实验 2.1　毛细血管采血法 ·· 62

实验 2.2　真空采血法 ·· 63

实验 2.3　红细胞计数 ·· 66

实验 2.4　白细胞计数 ·· 69

实验 2.5　血红蛋白测定 ·· 71

实验 2.6　血涂片制备及染色 ·· 72

实验 2.7　白细胞分类计数 ·· 74

实验 2.8　网织红细胞计数 ·· 77

实验 2.9　红细胞沉降率测定 ·· 79

实验 2.10　全自动血液分析仪 ·· 81

实验 2.11　血浆凝血酶原时间测定 ··· 85

实验 2.12　活化部分凝血活酶时间测定 ··································· 86

实验 2.13　骨髓细胞学检查 ··· 87

实验 2.14　尿蛋白定性测定 ·· 105

实验 2.15　尿葡萄糖定性检查 ·· 106

实验 2.16　尿液干化学自动分析仪 ··· 107

实验 2.17　尿液显微镜检查 ·· 111

实验 2.18　尿液有形成分分析仪 ·· 116

实验 2.19　脑脊液化学检查 ·· 119

实验 2.20　浆膜黏蛋白定性试验 ·· 120

实验 2.21　血清葡萄糖测定 ·· 121

实验 2.22　乙型肝炎病毒表面抗原测定 ····································· 123

第三部分　临床常用诊疗技术 ·· 125

实验 3.1　心电图 ··· 125

实验 3.2　腹腔穿刺 ··· 132

实验 3.3　胸膜腔穿刺 ··· 134

实验 3.4　张力性气胸紧急排气法 ·· 135

实验 3.5　胸腔闭式引流术 ··· 136

实验 3.6　骨髓穿刺 ··· 137

实验 3.7　腰椎穿刺 ··· 138

实验 3.8　导尿术 ··· 140

实验 3.9　胃肠减压术 ··· 141

实验 3.10　洗胃术 ·· 142

实验 3.11　三腔二囊管压迫术 ·· 144

实验 3.12　心肺复苏术 ·· 144

实验 3.13　解除窒息 ·· 148

实验 3.14　气管插管 ·· 151

实验 3.15　气管切开术 ·· 153

实验 3.16　电除颤 ·· 156

实验 3.17　颈内静脉穿刺置管 ·· 158

实验 3.18　股动脉穿刺 ·· 160

第一部分　物理诊断学

实验 1.1　问诊内容及问诊技巧

【目的】

1. 掌握问诊的内容和方法。

2. 掌握问诊技巧。

【方法】

由教师选择一病例进行问诊示教,学生仔细观看,学习问诊方法,并做记录、整理问诊内容,书写病历(病史部分),提交给教师审阅、修改。

【内容】

(一)问诊内容

1. 一般项目

问诊时首先需了解患者的基本情况,包括姓名、性别、年龄、籍贯、出生地、民族、婚姻、职业、工作单位、住址、电话号码、入院日期、记录日期、病史陈述者及可靠程度等。

2. 主诉

主诉记录患者感受最主要的痛苦或最明显的症状或体征,即本次最主要的就诊原因及其持续时间。主诉用一两句话概括,应简明扼要,应用患者自己的语言,如"反复头痛 3 年"。有多个主诉时,按时间先后顺序书写,如"发热 1 周,咳嗽 3 天"。

问诊时应先提一些通俗易懂的一般性问题,如"你今天有哪里不舒服"。

3. 现病史

现病史是病史的主体,应详细地记录患者从发病至本次就诊时疾病的发生、发展、演变、诊治的全过程。内容包括:

(1)起病情况与患病时间

起病情况(缓急)对诊断有鉴别作用。有多个症状时,应问出不同症状的起病时间,按时间的先后顺序加以记录。

(2)主要症状的特点

主要症状是患者就诊的主要原因,应重点加以询问。询问内容包括主要症状的出现位置、放射区域、性质、程度、发作频率、持续时间、加重与缓解因素等。

(3)病因与诱因

例如与发病有关的气候变化、饮食、环境、情绪、外伤、感染、中毒等。

(4)病情的发展与演变

病情的发展与演变指主要症状的发展、变化,以及新症状的出现。如发热患者出现咯血、盗汗,提示可能为肺结核。按时间顺序记录。

(5)伴随症状

伴随症状指在主要症状的基础上出现的其他症状,可以是阳性症状,也可以是阴性症状,对疾病的鉴别诊断十分重要。如发热患者伴随有尿急、尿频、尿痛,提示有泌尿系统感染。

(6)诊治经过

诊治经过包括所到过的医疗单位,接受的检查名称、检查结果、诊断情况、用药情况(药物名称、剂量、时间、疗效)。

(7)病程中的一般情况

记录患者患病后的精神、饮食、体重改变、睡眠、大小便等情况。

4.既往史

既往史又称过去史,指患者本次患病之前的健康情况和患病情况。

(1)既往健康状况

(2)过去曾经患过的疾病

主要指感染性疾病和传染病,以及与现病有关的疾病。例如有无肝炎、结核、伤寒等病史。

(3)外伤手术史

(4)预防接种史

(5)食物、药物过敏史

例如有无青霉素、链霉素、磺胺类药物及海鲜过敏史。

5.系统回顾

对人体的每个系统逐一进行询问,收集病史资料,防止遗漏内容。可在每个系统询问2~4个症状,如有阳性结果,再深入地询问该系统的症状。现病史或既往史中已提及的,应避免重复。应记录阳性和有临床意义的阴性项目。

(1)呼吸系统

有无咳嗽、咳痰、咯血,胸痛,呼吸困难等。

(2)循环系统

有无心悸、心前区疼痛,胸闷,气促,双下肢水肿等。

(3)消化系统

有无腹痛、腹泻,反酸、嗳气,皮肤巩膜黄染,呕血、黑便等。

(4)泌尿系统

有无腰痛,尿频、尿急、尿痛,多尿、少尿、血尿,水肿等。

(5)血液系统

有无皮肤或黏膜苍白、黄染、出血、瘀斑,肝脾、淋巴结肿大等。

(6)内分泌系统

有无怕热、多汗,乏力、消瘦,多饮、多尿、多食,肥胖,闭经,毛发脱落,肌肉震颤等。

(7)神经精神系统

有无头痛、记忆力障碍、失眠、意识障碍、晕厥、瘫痪、感觉运动障碍等。

(8)肌与骨骼系统

有无肌肉麻木、疼痛、痉挛、瘫痪,有无关节疼痛、运动障碍、骨折、关节脱位等。

6.个人史

（1）社会经历

包括出生地、受教育程度、居住地区和居住时间（尤其注重是否在疫源地和地方病流行区）、业余爱好等内容。

（2）职业与工作条件

包括工种、劳动环境、是否有工业毒物的接触，如有，详询种类及时间。

（3）习惯与嗜好

包括起居与卫生习惯、饮食习惯、烟酒嗜好，以及麻醉药品、毒品接触情况。

（4）冶游史

有无不洁性交及性病史，请注意询问方式方法。

7.婚姻史

包括未婚或已婚、结婚年龄、配偶健康情况、性生活情况、夫妻关系等。

8.月经及生育史

（1）月经史

女性患者的月经史包括月经初潮年龄、月经周期和行经期天数、经血量和颜色、有无痛经与白带增多、末次月经日期、闭经日期或绝经年龄等。记录方法如下：

$$月经初潮年龄 \frac{每次行经天数}{经期间隔天数} 闭经年龄或末次月经时间$$

（2）生育史

生育史包括妊娠与生育次数，人工或自然流产的次数（X－X－X－X，足月－早产－流产－存活），有无死产、手术产、计划生育、避孕措施等。

9.家族史

父母、兄弟姐妹及子女的年龄及健康、疾病情况，有无类似疾病史，有无传染性疾病、肿瘤及遗传相关性疾病，如血友病、原发性高血压、糖尿病等。直系亲属死亡者，询问死因及死亡年龄，必要时可绘家系图。

（二）问诊技巧

1.组织安排

指整个问诊的结构与组织，包括引言、问诊主体（主诉、现病史、过去史、系统回顾、个人史、婚育史、家族史）和结束语。询问者应按项目的序列系统地问病史，对交谈的目的、进程、预期结果应心中有底。

目标：问诊的开始、中间和结束清楚明了。开始先自我介绍，讲明自己问诊的作用，能系统地询问一系列问诊内容（包括主诉、现病史、过去史等），最后获得全部必要的资料。有明确的结束语，若涉及已问过的重复内容则应先有解释。

2.时间顺序

是指主诉和现病史中症状或体征出现的先后次序。询问者应询问症状开始的确切时间。跟踪自首发至今的演变过程，根据时间顺序逐次追溯症状的演进可避免遗漏重要的资料。建议询问者可用以下方式提问："……怎么样？然后又……"，这样在核实所得资料的同时，可以了解事件发展的先后顺序。如有几个症状同时出现，有必要确定其先后顺序。

目标：获得足够的资料，以便能按时间顺序口述或写出主诉、现病史及有关症状。

3.过渡语言

指问诊时用于两个项目之间转换的语言,是向病人说明即将讨论的新项目及其理由。

例如:"我们一直在谈论你今天来看病的目的,现在我想问你过去的病情,以便了解它和你目前的疾病有何关系。你小时候健康情况如何?"用了这种过渡性语言,病人就不会疑惑你为什么要改变话题以及为什么要询问这些情况。

目标:由一个方面转向另一个方面时,会用过渡语言,提问恰当,解释清楚,以确保病人提供有关的和必要的信息。

4.问诊进度

为了使问诊进展顺利,询问者应善于聆听,不要轻易打断病人讲话,让他有足够的时间回答问题。有时允许有必要的停顿,有意地沉默可鼓励病人提供其他有关信息,或者可使病人进一步说出敏感问题。

好的医者不会急促地提出一连串问题,使病人几乎没有时间去考虑答案。如果病人不停谈论许多与病史无关的问题,则可客气地把病人引导到病史线索上来,例如:"你的那些问题我理解,现在请谈谈你当时腹痛的情况吧。"

目标:关注病人的反应,聆听病人的全部叙述和回答问题,不轻易打断,不出现难堪的停顿。必要时可保持沉默,让病人有思索时间,作出进一步回答。

5.问题类型

(1)一般性问题

常用于问诊开始,用一般的问话去获得某一方面的大量资料,让病人像讲故事一样陈述他的病情。这种提问应该在开始询问现病史、过去史、个人史等每一部分时使用。如:"你今天来,有哪里不舒服?"或者"请告诉我你一般的健康情况吧。"待获得一些信息后,再有侧重地询问一些具体问题。一般性问题也可用于各阶段结束时的查漏补缺,例:"除了您讲的这些,别的还有那些不舒服?"

(2)特殊性问题

用于收集一些特定的有关细节。如:"扁桃体手术时你几岁?""你何时开始腹痛的?""你黑便有多久了?"另一种特殊提问是直接选择提问,要求病人回答"是"或"不是",或者对提供的选择作出回答,如:"你的疼痛是锐痛还是钝痛?"

为了系统有效地获得准确的资料,询问者应遵循从一般到特殊的提问进程。

从一般到特殊提问的范例如下:

询问者:"请告诉我你哪里不舒服?"(一般提问)

病人:"近两周,我的胃一直在痛,就在这儿(指着痛的地方),在肚脐上方。"

询问者:"请告诉我,你疼痛发作时的情况。"(一般提问)

病人:"哦,很厉害。"

询问者:"疼痛像什么样?"(直接提问)

病人:"烧灼样。"

询问者:"痛在深处还是在表面?"(直接选择提问)

病人:"相当深。"

询问者:"痛的部位有变动吗?"(直接提问)

病人:"没有。"

询问者:"哪些情况下疼痛更厉害了?"(直接提问)

(3)诱导性提问

是一种能为病人提供带倾向性特定答案的提问方式,问题的措辞已暗示了期望的答案。如:"你没有恶心,是吗?""你的左胸痛放射至左手指尖,对吗?"这种提问应避免,因为病人易于默认医生的诱问,而不会轻易否定。

(4)诘难性提问

常使病人产生防御心理,也不宜使用。如:"为什么你不早点来,而拖了八周才来看病?""你为什么当时吃那样肮脏的食物呢?"

(5)连续提问

指提出一系列问题而不容许病人分别回答每一个问题,可能会使病人对要回答的问题混淆不清。如:"饭后痛得怎么样? 和饭前不同吗? 是锐痛,还是钝痛?"连续提问也可以是不同问题多个选择答案。如:"你家族中有哪个患过癌症、糖尿病、心脏病或高血压?"

目标:在一开始和每一部分开始都用通俗易懂的一般性问题提问,紧接着用更具体直接的问题深入细问,以便病人详细说明,并作出肯定或否定的确切回答。无连续性提问、诘难性提问或诱导性提问。

6.重复提问

有时为了核实资料,需要就同样的问题多问几次,重申要点。但无计划地重复提问可能会让患者认为你未在意他的陈述,挫伤和谐的医患关系和失去病人的信任。例如,在现病史中已知一个姐姐和两个兄弟也有类似的头痛,如再问病人有无兄弟姐妹,则表明询问者未注意倾听。结合其他问诊技能,如归纳总结,将有助于减少重复提问。

目标:为了阐明或总结偶尔重复提问或追问先前已提供的情况。

7.归纳小结

每一项结束时进行小结具有以下目的:

(1)唤起询问者的记忆以免忘记要问的问题。

(2)让病人知道询问者如何理解他的病史。

(3)提供机会核实病人所述病情。如"刚才你说你的下背痛位置深而且持续,而大腿外侧痛则比较表浅,对吗?"病史核实通常在小结时进行,但亦可用于难以插话的病人或力图使其专心倾听。

对主诉和现病史,作一详细的总结是很重要的。总结家族史时,只需要简短的概括。总结系统回顾时,最好只总结阳性发现。

目标:在每一主要项目询问结束时能总结记录已获得的资料,力求核实和阐明所获得的资料,并确保没有遗漏重要的内容。

8.避免医学术语

术语即外行难懂的专业性用语或隐语。作为与病人交谈的一种技巧,必须用常人易懂的词语代替难懂的医学术语,例如,避免使用"里急后重"之类的专业术语。

目标:不用医学名词或术语提问,语言简单易懂,与病人的文化程度相符。如果必须要使用术语,必须立即向病人解释,以免患者误解。

9.引证核实

为了收集到尽可能准确的病史,询问者应引证核实病人提供的信息。如果病人提供了特定的诊断和用药,就应问明诊断是如何作出的及用药剂量。还要核实其他一些情况,包括饮酒史、吸烟史、兴奋药品和咖啡因服用史,以及过敏史。有关习惯和嗜好方面的情况应包括名称、用量和时间。例如,询问饮酒史,应问清喝什么酒,喝多少、多长时间,以及喝酒的方式;询问吸烟史,应问清每天抽烟量及抽烟的年数,以"X 支/天 × X 年"的形式来描述。

问诊时,如病人用了术语或特殊的诊断,询问者应加以引证核实。

例 1

病人:"我常有心悸。"

询问者:"请你确切地说明一下是怎样的感受。"

例 2

病人:"我对青霉素过敏。"

询问者:"你怎么知道你过敏?是皮试阳性还是曾有过青霉素使用后的过敏反应?请详细告诉我。"

目标:总是从病人的回答中去寻找特殊的、有价值的证据。

10.仪表和礼节

外表整洁有助于培养与病人的和谐关系,谦虚礼貌能获得病人的信任,从而令病人谈出原想隐瞒的敏感事情,也能鼓励病人提供其他有关的资料。相反,粗鲁傲慢的举止会令病人丧失对询问者的信任感。

目标:衣冠,包括头发、手和指甲整洁,文明礼貌,令病人感到温暖、亲切。

11.友善的举止

询问者使病人感到舒服的举止有助于增进和谐关系。视线的接触即为其一,也是问诊技能好坏的关键。询问者既要注视病人,又要避免凝视或直视病人。其他非语言交流或体语也一样,适当的时候应微笑或赞许地点头示意。与病人之间不要设置任何障碍,交谈时应采取前倾姿势积极倾听。另外,当病人谈及他的性生活史时,询问者可用两臂、两腿交叉的姿势,表示能接受和理解他的问题。同样,询问者有时也可拍拍病人的手臂。其他重要的友好举止还包括语音、面部表情、不偏不倚的语言暗示以及一些鼓励病人继续谈话的短语,如"我明白"、"接着讲"、"哦,嗯"、"说得更详些",也包括病人讲完时附和几句。

目标:为安慰病人使用友好的眼神、大方的身体语言、适当的面部表情和语调,使病人感到轻松自在,易于交流。同时还可用附和语促进交流。

12.赞扬与鼓励

询问者应妥善地运用一些语言行为,促使病人与自己合作,间断地给予肯定和鼓励,使病人受到鼓舞而积极提供信息。如像以下评论:"那你一定很困难。""那可以理解。"还有一些通俗的赞扬语,如:"你已经戒烟了?太好了,那一定需要很大毅力。""我很高兴,你能每月做一次乳房自我检查,这对妇女能在家中自己发现乳房包块非常重要。"这对增进医患关系大有帮助。

目标:交流中不时地给病人一些赞扬性肯定或反馈。对病人的悲伤、痛苦能表示同情和理解。

13.病人的看法

病人对他所患疾病的看法对有效的诊断和治疗非常重要,病人对病因的信念和关注度直接影响他叙述症状和对诊断的理解。询问者还应了解病人所知的有关疾病的知识以便进行相应的教育。例如,病人可能认为他患糖尿病是由于吃糖过多。病人很可能认为停止食糖就能治愈糖尿病。病人对预后的看法也会影响治疗。如某人的亲人死于溃疡穿孔,那他一定更加惧怕消化性溃疡,将其视为一种致命性疾病。询问者还应问明主诉以外的其他问题,许多病人可能隐藏了对后续治疗不利的问题。

目标:能引出病人对疾病的看法,包括对病因的担心和对诊断的理解,特别要诱导其说出隐藏的顾虑。

14. 关切疾病的影响

病史及诊断对病人家庭和生活方式有巨大影响。如一个病人心脏病发作后,应立即改变他的性生活和体力活动。这可能改变病人对自己的看法,询问者应深入探讨这些问题,消除病人的忧虑。

目标:能询问家庭情况,也谈到疾病和治疗对病人本身、家庭成员生活方式和自我形象的影响,并适当探讨其后果。

15. 关心患者身心上的支持和帮助情况

鼓励病人设法寻找经济和精神上的支持和帮助,包括向家庭其他成员、朋友、同事等寻求帮助。此外,询问者还可建议一些病人不知道的形式的帮助,如募捐等。

目标:关心病人现有的经济和精神上的支持和帮助情况,给予力所能及的帮助。

16. 关心病人的期望

询问者应明白病人的期望,了解病人就诊的真实目的和要求。在很多情况下,教育病人是治疗成功的关键。询问者应判断病人最感兴趣的、最想要知道的信息,从而为他提供适当的指导和相应的教育。

目标:能启发病人讲出对医生的真实希望与要求,正确判断其最感兴趣和最需要解决的问题。教育是关键,应根据其兴趣给予适当的教育。

17. 检查病人的理解程度

很多情况下,被认为医从性差的病人其实是因为不理解询问者的意思。可用巧妙而仔细的方法检查病人的理解程度,如询问者可要求病人重复所讲的内容,示范检查方法,或提出一种假设的情况,看病人有否适当的反应。如病人没有完全理解或理解有误,应及时纠正。

目标:仔细而巧妙地检查病人是否理解,包括诊断、治疗或者其他措施;检查方式包括让病人重复所谈的内容、提问或让病人来示范操作。

18. 承认经验不足

询问者应明白自己的知识水平能否为病人提供足够的信息,当自己不能提供足够的信息及建议时,应承认自己这方面的经验不足。一旦病人问及自己不懂的问题时,应予承认并立即设法为病人寻求帮助,如会诊等,切忌不懂装懂。

目标:当无法回答病人的问题或意见时,能承认自己经验不足,并立即积极设法寻求帮助。

19. 鼓励病人提问

问诊时,让病人有机会提问是非常重要的,因为病人常有一些疑问需要询问者解释,同时,也会想起一些询问者未获得的相关信息。询问者应给病人机会,鼓励他提问和讨论。通常是在每个项目交谈结束时进行。如:"我们已谈了许多有关你的情况,你还有什么问题?

你可以随便谈谈。"

目标:鼓励病人对正在讨论的内容提问,并给予病人提出其他问题的机会。

20.结束语

问诊结束时,以结束语暗示问诊结束,并说明下一步计划。充分说明询问者的作用、义务,对病人的要求、希望及今后的诊疗计划,如下次的交谈或随访的时间。

目标:能明确今后计划,包括询问者今后要做的和病人要做的工作,及预约下次就诊的时间等。

实验 1.2　病历书写

【目的】

1.进一步掌握问诊的内容、方法与技巧,以及体格检查的正规操作手法。

2.掌握病历书写的基本规则和要求。要求病历准确、真实、系统,格式规范,文字通顺,描述精炼,字体清楚,书写全面。

3.了解病历书写的种类、格式与内容。

4.学会收集临床资料及进行分析、综合,并建立初步诊断的基本原则及方法。

【方法】

1.教师选好病史及体征较典型的门诊或住院病人,每两三个学生检查一个病人,进行系统地问诊及全面地体格检查,并自行查阅或向教师询问必要的实验室、器械或其他辅助检查结果。

2.每个学生于每次实习后完成一份完整的住院病历或门诊病历。

3.教师认真批改病历后发给学生,并组织学生进行病历分析及讨论。

【内容】

1.住院病历的格式及内容

住院病历

姓名:	民族:
性别:	婚姻:
年龄:	职业:
籍贯:	住址:
入院日期:	记录日期:
病史陈述者:	可靠程度:

主诉:

现病史:

既往史:

系统回顾:

个人史:

婚姻史:

月经、生育史：

家族史：

体格检查

生命征： T： P： R： Bp：

一般状态：

皮肤、黏膜：

淋巴结：

头部及其器官：

    头颅：

    眼：

    耳：

    鼻：

    口：

    腮腔：

颈部：

胸部：

    胸廓：

    肺脏：

        视诊：

        触诊：

        叩诊：

        听诊：

    心脏：

        视诊：

        触诊：

        叩诊：

        听诊：

    血管：

        桡动脉：

        周围血管征：

腹部：

    视诊；

    触诊：

    叩诊：

    听诊：

肛门及直肠：

外生殖器：

脊柱及四肢：

神经反射：

实验室及特殊检查

血液：

尿液：

粪便：

X线检查：

心电图检查：

超声检查：

摘要

初步诊断：

医师签名：

记录时间：

2.编写住院病历的基本要求及注意事项

(1)病历一般用钢笔书写，禁用铅笔或圆珠笔，以利保存。

(2)病历内容应真实可靠，系统全面，重点突出，主次分明，条理清楚，语言通顺，简明易懂，字迹清晰，标点正确，格式正规，不得随意涂改或剪贴。

(3)病历中的病史、症状及体征一律用医学术语记录，避免使用方言。病人所诉的诊断病名一般应加引号，如"伤寒"、"肾炎"等，并应扼要记录当时的病情及经过。

(4)疾病的诊断或手术名称及外文译名等应以教科书为准，力求统一、合理。目前尚无妥当译名者，可用外文原文。药名可用中文、英文或拉丁文记录，不得用化学分子式。

(5)病历中使用的简化字，应以《新华字典》为准，不得使用非规范化简化字。

(6)计量单位一律采用1984年2月国务院颁布的《中华人民共和国法定计量单位》。

(7)实验室及特殊检查应记录与诊断有关的化验及器械等辅助检查的阳性或阴性结果。包括入院后24h内所作的常规化验及其他辅助检查等，如系入院前所作应写明检查日期及地点。

(8)病历中的摘要应对病人的主要病史、阳性体征、主要实验室及器械检查结果作简明扼要的概括性小结。要求重点突出阳性发现及有诊断意义的阳性资料。

(9)病历中的初步诊断应列举病人所患全部疾病的诊断名称。诊断应尽量完整，包括病因诊断、病理形态及病理生理诊断。对一时难以确诊者，可根据主要症状暂时写某症状诊断，如"血尿待诊，泌尿系结石?"等。疾病的诊断名称应写全称，不得随意缩写或简化，如"流脑"、"风心病"、"老慢支"等。

(10)住院病历要求在病人入院后24h内完成。病历编写者应在初步诊断的右下方用钢笔签名，以示对病历负责及便于查询有关问题等。签名要求用中文写全名，不得草签或略签。

住院病历范例

住院病历

姓名:王聪来　　　　　　　　　　　　　民族:汉族

性别:男　　　　　　　　　　　　　　　婚姻:已婚

年龄:45 岁　　　　　　　　　　　　　职业:农民

籍贯:福建省南安市　　　　　　　　　　住址:南安市洪濑镇跃进村 7 组

入院日期:2010 年 10 月 8 日 12 时　　记录日期:2010 年 10 月 8 日 15 时

病史陈述者:患者本人　　　　　　　　　可靠程度:可靠

主　诉:劳累性心悸 8 年,加重 2 年,下肢水肿 4 天。

现病史:患者于 8 年前开始渐感体力不支,每于田间劳作中出现心悸、气促,休息后症状缓解,无咳嗽、咳痰、咯血、胸痛、浮肿,未行诊治,症状反复。2 年前,受凉后咳嗽,心悸、气促加剧,并出现夜间阵发性呼吸困难,无咯血,无腹胀、下肢浮肿,尿量减少,无发热、盗汗、胸痛,就诊当地卫生院,诊断为"风湿性心脏病、二尖瓣狭窄、心功能 3 级",经注射"青霉素",口服"消心痛"、"地高辛"、"氢氯噻嗪"、"螺内酯"等治疗症状好转。此后服用"消心痛"5mg tid,"地高辛"0.125mg qd 等治疗,可胜任一般日常活动。4 天前,再次受凉后出现咳嗽,咳白色泡沫样痰,心悸、气促加重,不能平卧,伴腹胀、双下肢水肿,尿量减少,无发热、盗汗、咽痛、关节酸痛,无腹痛、腰痛,当地卫生所给予"抗炎"、"止咳"、"平喘"药物(具体不详),症状无好转而急诊本院,门诊拟以"风湿性心脏病、二尖瓣狭窄并关闭不全、快速型心房颤动、心功能 4 级"收入院。

本次发病以来,食欲减退,睡眠差,大便正常,体重改变不详。

既往史:平素体质差,自幼经常有咽痛发作,无游走性关节痛史,无传染病史,无外伤、手术史,无药物和食物过敏史。

系统回顾:

呼吸系统:除上述咽痛、咳嗽、咳痰、呼吸困难病史外,无咯血、胸痛、盗汗。

循环系统:除现病史表现外,无血压增高、胸痛、晕厥史。

消化系统:无嗳气、反酸、吞咽困难、腹痛、腹泻、呕吐、黄疸、呕血和黑便史。

泌尿生殖系统:无尿频、尿急、腰痛、血尿、排尿困难、尿量异常、颜面水肿、外生殖器溃疡史。

内分泌及代谢系统:无畏寒、怕热、多汗、乏力、头痛、心悸史,无烦渴、多饮、多尿、多食、水肿、消瘦、肥胖史。

造血系统:无皮肤苍白、头晕、眼花、皮下出血史,无肝脾、淋巴结肿大、骨骼痛病史。

肌肉骨骼系统:无游走性关节疼痛史,无关节局部红肿及活动障碍史,无肌肉萎缩及肢体乏力史。

神经系统:无头痛、头晕、幻觉、妄想、定向力障碍、情绪异常、肢体瘫痪史。

个人史:原籍南安,未到过其他地方。文化程度初中,毕业后未再升学。嗜烟 20 年,每天 10 支,机会性饮酒,每月一两次,每次低度白酒 100~150g。否认本人及爱人有性病史及冶游史。无结核病病人密切接触史。

婚姻史:25 岁结婚,爱人 42 岁,体健,夫妻关系和睦。

生育史:婚后育一男一女,儿女体健。

家族史：父母健在，有一姐及一弟，体健，家族中无类似患者及其他遗传性、传染性病史。

体格检查

生命征：体温 36.5℃，脉搏 86 次/min，呼吸 30 次/min，血压 100/70mmHg（13.3/9.3kPa）。

一般状态：发育正常，营养不良，二尖瓣病容，神智清楚，半卧位，呼吸短促，检查合作。

皮肤、黏膜：面颊轻度发绀，皮肤干燥，全身皮肤黏膜未见黄染、皮疹、出血点，未见肝掌、蜘蛛痣，毛发分布正常。

淋巴结：两颌下均可触及一个淋巴结，直径约 1.0cm，质软、活动，轻度压痛。其他部位浅表淋巴结无肿大。

头部：头形如常，头颅无疤痕、压痛及结节，头发色黑，有光泽，分布均匀。

眼：眉毛无脱落，眼睑无水肿、下垂及闭合障碍，眼球运动自如，睑结合膜未见充血、出血点、疤痕及滤泡，巩膜轻度黄染，角膜透明，双侧瞳孔等大等圆，对光反射灵敏，调节反射、辐辏反射存在。

耳：耳廓无畸形、结节，外耳道无分泌物，乳突无压痛。

鼻：无畸形，无鼻翼扇动，鼻腔通畅，中隔无弯曲，无脓性分泌物，鼻窦区无压痛。

口腔：口唇发绀，牙齿排列整齐，无龋齿，牙龈无红肿溢脓。舌体大小正常，居中，舌苔薄白，舌质暗紫。两侧扁桃体Ⅱ度肿大，轻度充血，无脓性分泌物。咽喉部稍发红，声音无嘶哑。

颈部：无抵抗，两侧对称，颈静脉怒张，肝颈静脉回流征阳性，气管居中，甲状腺未及肿大。

胸部：胸廓对称，无畸形，无胸壁静脉曲张及皮下气肿，胸骨无压痛。男性乳房发育、无肿块。

肺脏：

视诊　两侧呼吸运动相等，呼吸较浅促，节律规整。

触诊　两侧呼吸动度均等，两侧语音震颤无明显差别，无胸膜摩擦感。

叩诊　呈清音，双肺上界宽 5cm，双肺下界位于锁骨中线第 6 肋间、腋中线第 8 肋间、肩胛下角线第 10 肋间，移动度约 4cm。

听诊　双肺可闻及散在干性啰音，双肺底闻及少量小水泡音，听觉语音正常，无胸膜摩擦音。

心脏：

视诊　心前区无隆起，心尖搏动弥散，以第 5 肋间左锁骨中线外 2cm 处最明显。

触诊　心尖部可触及舒张期震颤，心尖搏动位置同上。

叩诊　心脏浊音界向两侧扩大。心浊音界如下表所示：

右侧/cm	肋间	左侧/cm
2	Ⅱ	5
4	Ⅲ	7.5
5	Ⅳ	9.5
	Ⅴ	11

左锁骨中线距前正中线 9.0cm

听诊　心率 124 次/min,与脉搏不一致,心律绝对不齐,心音强弱不一,P2 亢进,P2>A2,心尖部可听到收缩期 4/6 级吹风样杂音,向左腋下传导,及舒张期中等度隆隆样杂音,局限不传导。未闻及二尖瓣开瓣音,无心包摩擦音。

周围血管征:脉搏短绌,无毛细血管搏动征、枪击音、水冲脉及动脉异常搏动。

腹部:

视诊　稍隆起,无皮疹、疤痕及腹壁静脉怒张,未见肠型或蠕动波。

触诊　腹软,无压痛、反跳痛,肝在右侧锁骨中线肋缘下 5cm、剑突下 9cm 可触及,质中等度硬,边缘清楚,表面光滑,轻度压痛。脾未触及。

叩诊　呈鼓音,肝上界位于右锁骨中线上第 5 肋间,无移动性浊音,双肾区无叩击痛。

听诊　肠鸣音正常,无振水音,未闻及血管杂音。

肛门及外生殖器:阴毛分布正常,外阴发育正常,无疤痕及溃疡,无肛裂、脱肛及痔核。

脊柱及四肢:脊柱生理弯曲存在,无畸形,活动度正常,无压痛及叩击痛。四肢肢端轻度发绀,两下肢中度凹陷性水肿。未见杵状指(趾)、肌肉萎缩及静脉曲张,关节无红肿、压痛及畸形,运动功能正常,关节活动不受限。

神经反射:腹壁反射、肱二头肌、肱三头肌、膝腱及跟腱反射正常。Babinski 征(一),Oppenheim 征(一),Gordon 征(一),Chaddock 征(一),Hoffmann 征(一),Kernig 征(一),Brudzinski 征(一)。

实验室及特殊检查

血常规:红细胞 3.9×10^{12}/L,血红蛋白 110g/L,白细胞 12.0×10^9/L,中性分叶核粒细胞 82%,嗜酸性粒细胞 1%,淋巴细胞 16%,单核细胞 1%。

心电图:提示快速型心房颤动。

X 线胸片:双肺淤血,肺动脉段凸出,心脏增大(CTR0.68),食管吞钡见左心房压迹明显。

摘　要

患者王聪来,男,45 岁,农民。因劳累性心悸、气促 8 年,加剧 2 年,下肢水肿、尿少 4 天,于 2010 年 10 月 8 日 12 时急诊入院。8 年前开始每于田间劳作中出现心悸、气促,休息后症状缓解,未就诊。2 年前受凉后症状加重,出现夜间阵发性呼吸困难,当地医院诊断为"风湿性心脏病、二尖瓣狭窄、心功能 3 级",给以"消心痛"、"地高辛"等治疗,可胜任一般日常活动。4 天前,再次受凉后心悸、气促加重,不能平卧,伴腹胀、双下肢水肿、尿量减少,急诊本院,门诊拟以"风湿性心脏病、二尖瓣狭窄并关闭不全、快速型心房颤动、心力衰竭Ⅲ度"收入院。平素体质差,自幼经常有咽痛发作。体格检查:T36.5℃,P86 次/min,R30 次/min,BP100/70mmHg (13.3/9.3kPa)。神志清楚,二尖瓣面容,半坐位,呼吸浅促,口唇、肢端轻度发绀,巩膜轻度黄染。咽轻度充血,两侧扁桃体Ⅱ度肿大,轻度充血,颈静脉怒张,肝颈静脉回流征阳性。双肺散在干性啰音,双肺底可闻及少量小水泡音。心前区无隆起,心尖搏动弥散,心尖部可触及舒张期震颤,心脏浊音界向两侧扩大,心率 124 次/min,心律绝对不整,有短绌脉,P2 亢进,P2>A2,心尖部可听到收缩期 4/6 级吹风样杂音,向左腋下传导,及舒张期中等度隆隆样杂音,局限不传导。腹软,肝在右侧锁骨中线肋缘下 5cm、剑突下 9cm 触及,质中等硬,边缘清楚,表面光滑,轻度压痛,脾未触及。双下肢中度凹陷性水肿。血常规:血红蛋白 110g/L,白细胞 $12.0\times10^9/L$,中性分叶核粒细胞 82%。心电图:快速型心房颤动。X 线胸片及透视:双肺淤血,肺动脉段凸出,心脏增大,食管吞钡见左心房压迹明显。

初步诊断:

1.慢性风湿性心瓣膜病

　　二尖瓣狭窄伴关闭不全

　　快速型心房颤动

　　心功能 4 级

　　淤血性肝硬化

　　风湿活动待查

2.慢性扁桃体炎

医师签名:张三

记录时间:2010.10.8

实验 1.3　诊断学基本方法和一般检查

【目的】

1.熟悉诊断学基本方法和一般检查内容、顺序和方法。

2.学会体温计及血压计的使用方法。

【方法】

1.观看诊断学基本方法和一般检查的录像。

2.教师进行正常体格检查示教,指出操作要领。

3.学生两人一组互相检查,教师巡回查看并指导,以规范操作纠正学生互检中出现的各种错误。结束时教师进行总结。

【内容】

(一)基本方法

1.视诊

医师用眼睛观察患者全身或者局部表现的诊断方法。方法包括全身视诊和局部视诊。

(1)全身视诊法

用于观察一般状况,如年龄、发育情况、营养情况、意识、面容、体位、姿势等。

(2)局部视诊法

用于了解病人身体各部分的改变,如皮肤、黏膜、眼、耳、鼻、口、头颈部、胸廓、腹部、肌肉、骨骼、关节等。

2.触诊

医师通过手接触患者身体某一部位时的感觉来进行判定的一种方法。方法包括浅部触诊法和深部触诊法。

(1)浅部触诊法

将右手放在被检查部位,以掌指关节和腕关节的运动,进行滑动按摸以触知被检查部位有无触痛或异常感觉,触及深度约 1cm。常用以检查皮下结节、肌肉中的包块、关节腔积液、肿大的表浅淋巴结、胸腹壁的病变等。检查时除注意手法轻柔外还应观察有无压痛、抵抗感及搏动,如有肿块应注意其大小、与邻近脏器之间的关系等。

（2）深部触诊法

触及深度 2cm 以上,包括以下几种：

1）滑行触诊法：受检者应平卧屈膝,放松腹肌平静呼吸,医生以手掌置于腹壁,利用食、中、无名指的掌指运动,向腹部位深层滑动触摸,对被触及的脏器或肿块应做上下左右滑动触摸,了解其形态、大小及硬度等。此法常用于检查胃肠道病变有腹部包块。

2）深压触诊法：以 1～3 根手指逐渐用力深插被检查部位,以了解有无局限触痛点及反跳痛。

3）双手触诊法：用左手置于被检查部位的背面（腰部）或腔内（阴道、肛门）,右手置于腹部进行触摸。可用于检查肝、脾、肾、子宫等脏器。

4）冲击触诊法：用 3～4 根并拢的指端,稍用力急促地反复向下冲击被检查局部,通过指端以感触有无浮动的肿块或脏器。此法用于有大量腹水且伴有脏器肿大或肿块的病人。因急促冲击下触诊可使腹水暂时移开而较易触知腹水中的脏器或肿块。

3.叩诊

医师用手指叩击身体表面某一部位,使之震动而产生声响,根据震动和声响来判定的一种方法。方法包括直接叩诊法和间接叩诊法。

（1）直接叩诊法

医师中间三手指并拢,用其掌面直接拍击被检查部位,借助于拍击的声响和指下的震动感来判断病变情况的方法称为直接叩诊法。适用于胸部和腹部范围较广泛的病变,如胸膜粘连、大量胸水或腹水等。

（2）间接叩诊法

为应用最多的叩诊方法。医师将左手中指第二指节紧贴于叩诊部位,其他手指稍微抬起,勿与体表接触；右手指自然弯曲,用中指指端叩击左手中指远端指关节处或第二节指骨的中远端,因为该处易与被检查部位紧密接触,而且对于被检查部位的震动较敏感。叩击方向应与检查部位的体表垂直。叩诊时应以腕关节与掌指关节的活动为主,尽量避免肘关节和肩关节参与运动。叩击动作要短促且有弹性。叩击后右手中指应立即抬起,以免影响对叩诊音的判断。

4.听诊

医师根据身体各部位发出的声音,用听觉来判定的一种诊断方法。方法包括直接听诊法和间接听诊法。

（1）直接听诊法

医师将耳直接贴附于受检者的身体上进行听诊,这种方法所能听到的声音很弱。目前也只有在特殊或紧急情况下才会采用。

（2）间接听诊法

借助听诊器进行听诊的一种检查方法。此法可在各种体位听诊时应用,听诊效果好,除用于心、肺、腹的听诊外,还可以听取身体其他部位发出的声音,如血管杂音、皮下气肿音及骨擦音等。

5.嗅诊

医师利用嗅觉来判定患者异常气味与疾病之间关系的一种诊断方法。常见异常气味的

临床意义如下:

(1)痰味

正常痰液无特殊气味。如嗅到血腥味,见于大咯血的患者;恶臭味,提示支气管扩张或肺脓肿;脓液味,应考虑气性坏疽的可能。

(2)呕吐物味

粪臭味,见于肠梗阻患者;烂苹果味并混有脓液,见于胃坏疽患者;酒味,见于饮酒和醉酒者等;浓烈的酸味,见于幽门梗阻或狭窄等患者。

(3)呼气味

浓烈的酒味,见于酒后或醉酒者;蒜味,见于有机磷农药中毒患者;烂苹果味,见于糖尿病酮症酸中毒者;氨味,见于尿毒症患者;腥臭味,见于肝昏迷患者。

(4)病人身上气味

烤面包味,常见于伤寒患者;蜂蜜味,常见于鼠疫患者;禽类羽毛味,常见于麻风患者;鼠臭味,常见于精神错乱患者。

(5)汗液味

正常汗液无特殊强烈刺激气味。酸性汗液,见于风湿热和长期服用水杨酸、阿司匹林等清热镇痛药物的患者;特殊的狐臭味,见于腋臭等患者。

(6)粪便味

具有腐败性臭味,见于消化不良或胰腺功能不良者;腥臭味粪便,见于细菌性痢疾患者;肝腥味粪便,见于阿米巴性痢疾患者。

(7)尿味

尿呈浓烈氨味,见于膀胱炎患者,由于尿液在膀胱内被细菌发酵所致。

(二)生命体征

是评价生命活动存在与否及其质量的指标,包括体温、脉搏、呼吸和血压,是体格检查时必须检查的项目之一。

1.体温

(1)方法

测体温有腋测法、口测法及肛测法三种。

1)口测法:将消毒后的体温计置于受检者舌下,让患者闭唇,5min 后读数。此法不能用于婴幼儿及意识不清者。

2)肛测法:将体温计水银球部涂润滑剂后轻轻插入肛门内 3～4cm,5min 后读数。此法多用于婴幼儿及意识不清者。

3)腋测法:将体温计头端置于患者腋窝深处,嘱患者用上臂将体温计夹紧,10min 后读数。腋窝处皮肤应保持干燥。

(2)正常范围

口测法为 36.3～37.2℃,肛测法为 36.5～37.7℃,腋测法为 36～37℃。

(3)体温高于正常称为发热。分为低热:37.3～38℃;中等度热:38.1～39℃;高热:39.1～41℃;超高热:41℃以上。

2.脉搏

观察记录受检者脉搏的节律性及每分钟次数。

（1）方法

检查脉搏一般用触诊法,多选择桡动脉。检查者以食指、中指和无名指指腹靠拢,平放于受检者手腕桡动脉搏动处,进行细致的触诊。至少计数 30s,以 30s 脉搏数乘以 2 即为脉率。同时注意脉搏节律、强弱、紧张度和血管壁状态。

（2）将两侧手腕的桡动脉作对比,如两侧脉搏明显不同,应注意某些血管病变,如多发性大动脉炎、主动脉夹层等。

3.呼吸

观察记录受检者呼吸的节律性及每分钟次数。

（1）方法

通过观察受检者胸廓的起伏变化计数呼吸 30s,乘以 2 为呼吸频率。同时注意呼吸的节律与深度。正常值为 12～20 次/min。

（2）因呼吸受主观因素影响,检查者勿告诉受检者正在计数呼吸,可于触诊脉搏后继续置手指于桡动脉处,计数呼吸频率。

4.血压

（1）方法

一般采用袖带加压法。血压计用汞柱式。

1）半小时内禁烟,禁咖啡,排空膀胱,在安静环境中休息至少 5min。受检者取仰卧位或坐位,通常测右上肢血压,右上肢裸露伸直并轻度外展,肘部置于心脏同一水平。将气袖均匀紧贴皮肤缠于上臂,使其下缘在肘窝以上 2～3cm ,气袖之中央位于肱动脉表面。

2）检查者先于肘窝处触知受检者的肱动脉搏动,再将听诊器胸件置于肘窝处肱动脉上,轻压听诊器胸件使之与皮肤紧密接触,不可与袖带接触,更不可塞在袖带下面。

3）使袖带内充气,边充气边听诊,待肱动脉搏动消失;再将汞柱升高 30mmHg 后,使气压开始缓慢下降;双眼随汞柱下降,平视汞柱表面,根据听诊结果读出血压值。听到的第一个声音所示的压强值为收缩压,声调变低沉后消失时的压强值为舒张压。儿童、妊娠妇女、严重贫血者、甲状腺功能亢进者、主动脉瓣关闭不全或柯氏音不消失者,以声调变低沉时的压强值为舒张压。记录收缩压/舒张压。

4）应相隔 2min 重复测量,取 2 次读数的平均值。如 2 次测量的收缩压或舒张压读数相差＞5mmHg,则相隔 2min 后再次测量,然后取 3 次读数的平均值。

5）某些疾病（如多发性大动脉炎）需测双上肢血压,以做对比。有些疾病（如动脉缩窄、多发性大动脉炎等 ）还需测下肢血压。测下肢血压的方法与测上肢血压相同,但受检者应采取俯卧位,选用较宽的袖带,袖带缚于腘窝上方 3～4cm 处,听诊器件置于腘窝处动脉上,判定收缩压、舒张压的方法同上肢检测。

（2）血压标准

1）理想血压:低于 120mmHg/80mmHg。

2）正常血压:低于 130mmHg/85mmHg。

3）正常高限:130～139mmHg/85～89mmHg。

4）高血压 1 级:140～159mmHg/90～99mmHg。

5）高血压 2 级:160～179mmHg/100～109mmHg。

6）高血压 3 级:达到或超过 180mmHg/110mmHg。

7)脉压差:30～40mmHg。

（注:1mmHg＝133.322Pa）

（三）发育与体型

1.以年龄、智力和体格成长状态（包括身高、体重及第二性征）之间的关系进行综合评价。正常成人头部的长度为身高的1/8～1/7,胸围等于身高的一半,两上肢展开的长度等于身高,坐高等于下肢的长度。

2.体型是身体各部发育的外观表现,包括骨骼、肌肉的成长和脂肪分布的状态。成人体型可分为:无力型、正力型和超力型。

（四）营养

应根据皮肤、毛发、皮下脂肪、肌肉的发育情况进行综合判断。检查方法是测量前臂中段和上臂中段外侧的皮下脂肪厚度。可记录为良好、中等、不良三个等级进行描述。

1.良好

皮肤有光泽,黏膜红润,皮肤弹性良好,皮下脂肪丰满而有弹性,肌肉坚实,指甲光滑、半透明,毛发有光泽等。

2.不良

皮肤黏膜干燥,弹性降低,皮下脂肪菲薄,肌肉松弛无力,指甲透明度差、粗糙,有条纹或凹陷,毛发稀疏无光泽等。

3.中等

介于以上两者之间。

$$体重质量指数（BMI指数）＝体重（kg）/身高的平方（m^2）$$

按照WHO的标准,男性大于27,女性大于25即为肥胖;男性小于20,女性小于19即为消瘦。

（五）意识状态

多采用问诊,通过对话了解受检者的思维、反应、情感、计算及定向力等方面的情况。对反应迟钝者应做痛觉试验及各种反射以测定意识障碍程度。正常者应记录为神志清楚;意识障碍者可分别记录为嗜睡、意识模糊、昏睡、昏迷和谵妄状态。

1.嗜睡

是病理性睡眠状态,可被轻度刺激或呼叫唤醒,醒后能回答一般性问题,但反应较迟钝,回答问题缓慢而不完整,刺激停止后病人又迅速入睡。

2.意识模糊

是较嗜睡更深一层的意识障碍,表现为思维和语言不连贯,可有错觉与幻觉、躁动不安、谵妄或精神错乱。有定向力障碍（即对时间、人物、地点辨别困难）。

3.昏睡

患者处于嗜睡状态,接近于意识丧失,不易被唤醒。在强刺激下如压迫眶上神经或摇晃患者躯体,可使患者暂醒,但很快又进入深睡状态。唤醒后回答问题含糊,并有答非所问情况。

4.昏迷

是最严重的意识障碍。

浅昏迷:意识大部分丧失,无自主运动,对光、声刺激无反应,对疼痛刺激可出现痛苦的表情或防御反应。角膜反射、瞳孔反射、眼球运动、吞咽反射均尚存。

深昏迷：意识全部丧失，各种深、浅反射均消失。偶或出现深反射亢进或病理反射。深昏迷状态患者仅有呼吸与循环功能。

5. 谵妄状态

是一种以兴奋性增高为主的大脑皮层急性活动失调状态。临床上表现意识模糊，定向力障碍，出现错觉与幻想，躁动不安及语言错乱等。

（六）面容与表情

健康者表情自然。病者常出现痛苦、忧虑或疲惫的面容与表情。尤其某些疾病可出现特征性的面容：贫血面容、肝病面容、肾病面容、甲状腺功能亢进面容、黏液水肿面容、二尖瓣面容等。

（七）体位

指患者身体所处的状态。常见的体位有自主体位、被动体位和强迫体位。

1. 自主体位

身体可自由活动不受限制，正常人或疾病早期，病情轻微的患者所采取的动作或休息体位即为自主体位。

2. 被动体位

患者肢体处在一种不合理或不舒服的姿势，而自己又不能调整或交换其位置的状态，见于病情严重而又极度衰弱或意识丧失的病人。

3. 强迫体位

患者在罹病后为减轻痛苦所采取的某种必需的姿势或位置，如强迫仰卧位、强迫坐位（端坐呼吸）、强迫蹲位、辗转体位等。

（八）姿势与步态

姿势指举止的状态，是否躯干端正，肢体动作灵活。步态指走动时所表现的姿态。某些疾病可导致步态发生改变，并具有一定的特征性，有助于诊断。常见的典型异常步态有蹒跚步态、醉酒步态、共济失调步态、慌张步态、跨阈步态、剪刀步态、间歇性跛行等。

（九）皮肤和黏膜

1. 颜色

与毛细血管分布、血液、皮下脂肪厚薄有关。分为苍白、发红、发绀、黄染、色素沉着和色素脱失。

2. 温度和湿度

全身皮肤温度与体温有关，但应注意局部皮肤变化，如局部皮温增高应注意炎症改变；如局部皮温下降，应注意血管病变的可能。皮肤的湿度与汗腺分泌有关，出汗多者皮肤较湿润，出汗少者皮肤较干燥。

3. 皮肤弹性

与年龄、营养状态、皮下脂肪及组织间隙含液量有关。检查皮肤弹性的方法是：检查者以左手握住受检者的右腕，将其上臂轻度外展，右手拇指与示指捏起受检者上臂内侧肘上3～4cm处皮肤，片刻后松手，观察皮褶平复情况。分为弹性正常、弹性减弱及弹性减退。

4. 皮疹

多为全身性疾病的表现之一，应注意其出现与消失时间、发展顺序、分布部位、形态大小、颜色,压之是否褪色、平坦或隆起、有无瘙痒及脱屑。常见的皮疹有斑疹、玫瑰疹、丘疹、斑丘疹及荨麻疹。

5. 皮下出血

根据其大小不同,分为:小于 2mm 称为瘀点,3～5mm 为紫癜,大于 5mm 为瘀斑。若为片状出血伴显著高出皮面为血肿。应注意皮下出血与红色皮疹或小红痣的鉴别。

6. 蜘蛛痣与肝掌

皮肤小动脉末端分支性扩张所形成的血管痣,形似蜘蛛,称为蜘蛛痣。手掌大小鱼际处发红,压之褪色,则称为肝掌。应注意蜘蛛痣的分布部位。

7. 水肿

应以视诊和触诊相结合。根据轻重分为轻度、中度和重度水肿。

8. 皮下结节

无论大小结节均应触诊检查,注意其大小、硬度、部位、活动度及有无压痛等。

9. 毛发

注意分布、多少的变化。

(十)浅表淋巴结

1. 检查方法

检查浅表淋巴结的方法主要是触诊。检查者将示、中、环三指并拢,指腹平放于被检查部位的皮肤上,由浅入深地进行滑动触诊。滑动触诊的要点:指皮肤与皮下组织之间的滑动,而不是手指与皮肤之间的滑动;滑动的方向应取相互垂直的多个方向或转动式滑动。淋巴结触诊的原则是使该处皮肤和肌肉尽量松弛以便检查。

2. 检查顺序

顺序为耳前、耳后、枕后、颌下、颏下、颈前、颈后、锁骨上、腋窝、滑车上、腹股沟、腘窝淋巴结。腋窝淋巴结应按尖群、中央群、胸肌群、肩胛下群和外侧群的顺序进行。腹股沟淋巴结应先查上群,后查下群。

3. 发现淋巴结肿大时应注意其部位、大小、数目、硬度、压痛、活动度、有无粘连、局部皮肤有无红肿、疤痕、瘘管等。

【思考题】

1. 正常测量血压的方法有哪些?

2. 浅表淋巴结的检查顺序是什么? 发现淋巴结肿大应如何描述?

3. 如何区分嗜睡、意识模糊、昏睡和昏迷?

实验 1.4　头颈部检查

【目的】

1. 熟悉头颈部检查的内容、顺序和方法。

2. 学会检眼镜、耳镜、鼻镜的使用方法。

【方法】

1. 观看有关头颈部检查的录像。

2. 教师进行正常体格检查示教,指出操作要领。

3.学生两人一组互相检查,教师巡回查看指导,并以规范操作纠正学生互检中出现的各种错误。结束时教师进行总结。

【内容】

(一)头部及其器官

1.头发和头皮

检查者需注意头发颜色、疏密,脱发的类型、部位、特点。头皮检查时需分开头发观察头皮颜色,头屑,有无头癣、疖痈、外伤、血肿及疤痕等。

2.头颅

检查头颅的大小、外形和运动情况。

头围的测量:以软尺自眉间绕到枕后通过枕骨粗隆,正常成年人可达53cm以上。

3.眼

(1)眉毛

观察眉毛有过于稀密或脱落的情况,尤应注意外1/3的改变。

(2)眼睑

观察眼睑有无下垂、水肿或闭合障碍,有无包块、睑内外翻及倒睫等。

(3)结膜

1)检查方法:翻转眼睑的方法为用示指和拇指捏住眼睑中部边缘,嘱受检者向下看,此时轻轻向前方牵拉,然后示指向下压迫睑板上缘,并与拇指配合将眼睑缘向上捻转,即可将眼睑翻开,翻转睑缘的动作要熟练、柔和,以免引起睑肌紧张或流泪。

2)检查内容:观察睑结膜、穹隆结膜与球结膜三个部分。注意观察结膜有无苍白、出血点、颗粒及滤泡等。

(4)巩膜

注意巩膜有无黄染及黄染程度。

(5)角膜

观察角膜的透明度,有无云翳、白斑、软化、溃疡及新生血管等,还应注意角膜周缘有无生理或病理性色素环(老年环或 Kayser-Fleischer 环)。

(6)眼球

观察眼球的外形与运动。

1)眼球运动:检查者置一手指或笔于受检者眼前 30~40cm,请受检者头部固定,双眼注视指尖或笔尖,随手指或笔尖运动眼球,一般按左、左上、左下、右、右上、右下的顺序检查 6个方向的眼球运动。

2)眼球震颤:嘱受检者眼球随检查者手指所示的方向(水平或垂直)运动数次,观察眼球是否出现水平或垂直方向的震颤。

(7)瞳孔

正常人瞳孔直径为 3~4mm,检查时注意瞳孔的大小、形状,双侧是否等圆等大,对光反射及调节反射有无异常等。

直接对光反射:检查时用手电筒直接照射瞳孔,并观察其动态变化,正常人瞳孔受光线刺激后,双侧瞳孔立即缩小,移开光源后瞳孔迅速复原。

间接对光反射:将手电筒照射一侧瞳孔,并用手隔开两眼,观察对侧瞳孔情况。正常人当一侧受光线刺激后,对侧瞳孔也立即缩小。

集合反射:嘱受检者注视 1m 以外的目标(示指),然后将目标迅速移近眼球(距眼球约 5～10cm 处);正常人瞳孔迅速缩小,同时双侧眼球向内聚合,称集合反射。

（8）视力

学习使用视力检测表。国际通用的标准视力表分远距离与近距离两种。远距离视力表为 5m 处能看清"1.0"行视标为正常视力。近距离视力表是在距视力表 33cm 处能看清"1.0"行视标为正常视力。用视力表检查视力时,光线应充足,光线来源要适当。检测时应将对侧眼睛遮挡,不可用手指压迫眼球。两侧分别测验。

（9）眼底检查

检查眼底须用检眼镜,目前多用直接检眼镜检查,实用、方便。检眼镜下方手柄中装有电源,前端为接有凸透镜及三棱镜的光学装置,三棱镜上端有一观察孔,其下有一可转动镜盘。镜盘上装有 1～25 屈光度的凸透镜(以黑色"＋"标示)和凹透镜(以红色"＋"标示)。用以矫正检查者和患者的屈光不正,以清晰地显示眼底。

1）检查宜在暗室中进行,病人可坐位或立位,检查者坐位或立位均可。检查右眼时检查者位于患者的右侧,用右手持镜,右眼观察;检查左眼时,则位于患者左侧,左手持镜,用左眼观察。

2）正式检查眼底前,先用彻照法检查眼的屈光间质是否混浊。用手指将检眼镜盘拨到 ＋8～＋10(黑色)屈光度处,距受检眼 10～20cm,将检眼镜光线射入受检眼的瞳孔。正常时呈橘红色反光。如角膜、房水、晶体或玻璃体混浊,则在橘红反光中有黑影。此时令病人转动眼球,如黑影与眼球的转动方向一致,则混浊位于晶体前方;如方向相反,则混浊位于玻璃体;位置不动,则混浊在晶体。

3）检查眼底:嘱患者向正前方直视,将镜盘拨回到"0",同时将检眼镜移到受检眼前约 2cm 处观察眼底。如检查者与患者都是正视眼,便可看到眼底的正像,看不清时,可拨动镜盘至看清为止。检查时先查视神经乳头,再按视网膜动静脉分支,分别检查各象限,最后检查黄斑部。检查视神经乳头时,光线自颞侧约 15°处射入;检查黄斑时,嘱病人注视检眼镜光源;检查眼底周边部时,嘱病人向上、下、左、右各方向注视、转动眼球,或将检眼镜角度变动。

观察视神经乳头的形状、大小、色泽,边缘是否清晰。观察视网膜动、静脉,注意血管的粗细,行径,管壁反光,分支角度及动、静脉交叉处有无压迫或拱桥现象,正常动脉与静脉管径之比为 2：3。观察黄斑部,注意其大小,中心凹反射是否存在,有无水肿、出血、渗出及色素紊乱等。观察视网膜,注意有无水肿、渗出、出血、剥离及新生血管等。

4）眼底检查记录:为说明和记录眼底病变的部位及其大小、范围,通常以视神经乳头,视网膜中央动、静脉行径,黄斑部为标志,表明病变部与这些标志的位置距离和方向的关系。距离和范围一般以视神经乳头直径 PD($1PD＝1.5mm$)为标准计算。记录病变隆起或凹陷程度,是以看清病变区周围视网膜面与看清病变隆起最高处或凹陷最低处的屈光度(D)差来计算,每差 3 个屈光度($3D$)等于 1mm。

5）注意事项:检查眼底时虽经拨动任何一个镜盘,仍不能看清眼底,也说明眼的屈光间质有混浊,需进一步做裂隙灯检查。对小儿或瞳孔过小不易窥入时,常需散瞳观察,散瞳前必须排除青光眼。

4.耳

注意耳廓外形有无外伤、结节及畸形等;外耳道有无分泌物;鼓膜有无内陷、外凸或穿孔;乳突有无压痛等。

(1)听力粗测法

检查应在安静的环境下进行,嘱受检者闭目,用手指阻塞一侧耳道,检查者手持手表或以拇指互相摩擦,自1m以外逐渐移近至受检者耳边,直到其听到声音为止。听力正常者一般在1m的距离处即可听到机械表运转或捻指声,两侧的听力大体相同。

(2)耳镜检查法

1)受检者侧坐,检查者将额镜光线集中于受检者的外耳道口,以一手向后上方牵引耳廓。如系小儿则应向后下牵引,使耳道变直。

2)选择大小合适之耳镜,旋转置入外耳道。

3)耳镜不应放入太深,以便左右上下移动,观察耳道各部及鼓膜之全貌。

5.鼻

注意外形的改变、通气情况及鼻窦的压痛。

按以下方法检查各鼻窦有无压痛。

(1)上颌窦

双手固定受检者的两侧耳后,将拇指分别置于左或右颧部向后按压。或一手扶病人枕部,示指及中指分别置于左、右颧部向后按压。

(2)额窦

一手扶受检者枕部,另一手置于眼眶上缘内侧用力向后向上按压。或以双手固定头部,双手拇指置于眼眶上缘内侧向后向上按压。

(3)筛窦

双手固定于受检者两侧耳后,双侧拇指分别置于鼻根部与眼内眦之间向后方按压。

(4)蝶窦

位置较深,不能进行体表检查。

(5)鼻镜检查法

1)受检者端坐,检查者将额镜光线集中于受检者的鼻腔口,让受检者头部处于水平、后仰30°、后仰60°三种体位,分别观察下、中、上鼻甲,鼻中隔,鼻腔黏膜,鼻腔分泌物等。

2)选择大小合适之鼻镜,置入鼻腔。

3)鼻镜不应放入太深,以便左右上下移动,观察鼻腔各部之全貌。

6.口

(1)口唇

观察口唇色泽、肿胀、糜烂等,正常人口唇红润有光泽。

(2)口腔黏膜

观察有无出血点、瘀斑、血泡、溃疡、麻疹膜斑、色素沉着斑等。

(3)牙齿与牙龈

用压舌板展平协助启开口腔,观察有无龋牙、义牙,牙面有无异常色素沉着。观察牙龈有无肿胀、血迹,牙龈缘有无铅线等。用压舌板压牙龈根部观察有无脓液溢出或出血。图1.4.1为正常成人牙位图。

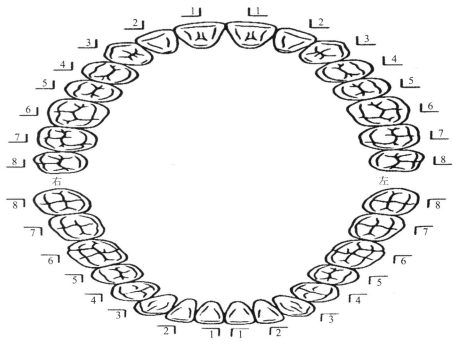

图 1.4.1   正常成人牙位图

（4）舌

嘱病人将舌展平伸出，观察舌的形状与运动异常，如伸舌有无偏向、震颤。

（5）咽部与扁桃体

检查时嘱受检者取坐位，头略向后仰，口张大发"啊"音。检查者将压舌板置于具舌前 2/3 与 1/3 交界处迅速下压。此刻软腭即上抬，在手电筒照明的配合下可见软腭、悬雍垂、舌腭弓、扁桃体及咽厚壁等。注意咽部有无充血、红肿、分泌物，扁桃体是否肿大等。

扁桃体增大一般分三度：不超过咽腭弓者为Ⅰ度；超过咽腭弓者为Ⅱ度；达到或超过咽后壁中线者为Ⅲ度。

7. 腮腺

嘱受检者取坐位，面向检查者，先观察两侧下颌部后方是否对称，如两侧外观不对称，或单侧隆起，医师一手扶持病人头部，一手在耳屏、下颌角与颧弓所构成的三角区内进行触摸。正常人腮腺柔软，触不出腺体轮廓，腮腺肿大时外观隆起，且有不同弹性，应详加描述。腮腺导管的开口位于上颌第二大磨牙对面的颊黏膜处，观察是否有炎性红肿及分泌物。

（二）颈部

1. 颈部外形及运动

观察坐位时正面与侧面颈部所处的位置，并嘱受检者做伸展、侧屈及转动动作。注意有无斜颈及活动受限。若有颈部包块应描述部位、数目、大小、质地、活动度、有无压痛、与邻近器官的关系等。

2. 颈部血管

（1）颈静脉充盈

检查时应取立位或坐位。正常时颈外静脉不显露，平卧时稍见充盈，充盈水平仅限于锁骨上缘至下颌角的下 2/3 以内。当取 30°~ 45°的半卧位时静脉充盈度超过正常水平,或立位、坐位时均见静脉充盈饱满,则为颈静脉怒张。

（2）颈静脉搏动

阳性体征为柔和,范围弥散,触诊时无搏动感。

（3）颈动脉搏动

阳性体征为搏动强劲、膨胀性,触诊时有与心尖搏动几乎一致的搏动感。

（4）颈部血管杂音

一般让受检者取坐位,用钟型听诊器听诊。如发现异常杂音,需注意其部位、强度、性质、音调、传播方向和出现时间,及患者姿势改变和呼吸等对杂音的影响。如为大动脉炎、动脉硬化或椎动脉狭窄患者,颈部大血管区可听到收缩期吹风样高音调杂音。锁骨下动脉狭窄的患者,于锁骨上窝处可听到类似上述杂音。如在右侧锁骨上窝处听到低调、柔和、连续性杂音,是右侧颈静脉流入上腔静脉口径较宽的球部所致,当用手压迫颈静脉后杂音即行消失,无病理意义。

3.甲状腺

（1）视诊

检查时暴露颧部颈部,取端坐位,正视前方。观察甲状腺的大小和对称性。正常人的甲状腺外观不突出。应嘱受检者做吞咽动作,如甲状腺肿大至肉眼可见时,则可见甲状腺随吞咽而上下移动。

（2）触诊

1）甲状腺峡部:检查者站于受检者前面用拇指或站于受检者后面用示指从胸骨上切迹向上触摸,可感到气管前软组织,判断有无增厚。嘱受检者吞咽,可感到此软组织在手指下滑动,判断有无肿大和肿块。

2）甲状腺侧叶

①后面触诊:检查者可站在受检者的背后,一手示、中指施压于一叶甲状软骨,将气管推向对侧。另一手拇指在对侧胸锁乳突肌后缘向前推挤甲状腺,示、中指在其前缘触诊甲状腺。用同样的方法检查另一侧甲状腺。

②前面触诊:一手拇指施压于一叶甲状软骨,将气管推向对侧,另一手示、中指在对侧胸锁乳突肌后缘向前推挤甲状腺侧叶,拇指在胸锁乳突肌前缘触诊。用同样方法检查另一侧甲状腺。

触诊时应注意配合吞咽动作,反复检查。同时,触诊时应注意有无震颤。

（3）听诊

对甲状腺肿大者,应用听诊器钟型体件置于甲状腺上进行听诊,注意是否存在低调的连续性静脉嗡鸣音。在部分弥漫性甲状腺肿伴有功能亢进患者中还可听到收缩期动脉杂音。

检查后应记录肿大程度、性质、对称性、硬度、表面情况（平滑或有结节）、压痛、对气管的影响、有无杂音等。

甲状腺肿大一般分为三度:Ⅰ度是不能看出肿大,但能触出;Ⅱ度是能看出肿大,也能触出肿大,但外界须在胸锁乳突肌之内;Ⅲ度为肿大的甲状腺外界超过胸锁乳突肌外侧缘。

4.气管

检查气管位置有无移动。检查时嘱受检者取舒适的坐位或仰卧位,使颈部处于自然直立状态,检查者将示指及无名指分别置于两侧胸锁关节上,然后将中指置于气管上,如中指位于两指正中间即示气管正中;如有偏移则示有气管移位。

【思考题】

1.检查瞳孔时要注意哪些变化?如何检查?

2.如何进行眼底检查、鼻镜检查、耳镜检查?

3.如何进行甲状腺检查?

实验 1.5　正常胸部和肺部检查

【目的】

1.复习胸部体表标志、人工划线及分区。

2.熟悉乳房检查的内容及方法。

3.掌握肺部视、触、叩、听检查方法及顺序。

4.掌握正常肺泡呼吸音、支气管呼吸音、支气管肺泡呼吸音的特点及分布。

【方法】

1.观看有关胸肺部检查的录像。

2.教师做胸肺部体检的示范,指出检查的要点、操作的技巧及阳性体征的标准。

3.学生两人一组互相检查。教师巡回查看指导,并以规范操作纠正学生互检中出现的各种错误。

【内容】

(一)胸部的体表标志

1.骨骼标志

学习辨认胸骨上切迹、胸骨柄、胸骨角、腹上角、剑突、肋骨、肋间隙、肩胛下角、脊柱棘突、肋脊角等。

2.垂直线标志

学习辨认前正中线、胸骨线、胸骨旁线、锁骨中线、腋前线、腋中线、腋后线、肩胛线、后正中线等。

3.自然凹陷和解剖区域

学习辨认腋窝、胸骨上窝、锁骨上窝、锁骨下窝、肩胛上区、肩胛下区、肩胛间区等。

4.肺和胸膜的界限

(1)肺尖

突出于锁骨之上,其最高点近锁骨的胸骨端,达第 1 胸椎的水平,距锁骨上缘约 3cm。

(2)肺下界

前胸部的肺下界始于第 6 肋骨,向两侧斜行向下,于锁骨中线处达第 6 肋间隙,至腋中线处达第 8 肋间隙,于肩胛线处位于第 10 肋骨水平。

(3)叶间肺界

右肺分上、中、下三叶,左肺分上、下二叶。右肺上叶和中叶与下叶之间的叶间隙,以及左肺上、下叶之间的叶间隙为斜裂。两个斜裂均始于后正中线第 3 胸椎,向外下方斜行,在腋后线上与第 4 肋骨相交,然后向前下方延伸,止于第 6 肋骨与肋软骨的连接处。右肺上叶与中叶的分界呈水平位,称之为水平裂。水平裂始于腋后线第 4 肋骨,止于第 3 肋间隙的胸骨右缘。

(二)乳房检查

1.准备

检查前要告诉受检者该项检查的意义。该检查能发现早期无症状的癌肿和内分泌紊乱。充分暴露双侧乳房、前胸、颈部和双上肢。受检者采取坐位或仰卧位。

2.乳房视诊

观察乳房的对称性、表观情况、乳头的情况（位置、大小、对称性,有无倒置或内翻）、皮肤回缩、腋窝和锁骨上窝(有无红肿、包块、溃疡、瘘管和瘢痕)等。

3.乳房触诊

(1)为检查和记录方便,用通过乳头的水平线和垂直线将乳房划为内上、外上、内下、外下象限四部分,外上象限有部分乳腺组织伸向腋窝,称为尾部。

(2)检查方法

先由健侧开始,后检查患侧。用右手检查受检者右侧乳房,左手检查左侧乳房。检查者的手指和手掌应平置在乳房上,应用指腹轻施压力,以旋转或来回滑动进行触诊。按外上(尾部)、外下、内下、内上的顺序进行由浅入深的触诊,最后触诊乳头。

(3)检查内容

检查乳房时应注意硬度和弹性、压痛、包块(部位、大小、外形、硬度、压痛、活动度)等。检查乳头有无溢液。

4.腋窝淋巴结检查

见诊断学基本方法和一般检查章节。

(三)肺脏检查

1.视诊

(1)胸壁

观察胸壁静脉是否显露可见,当上腔静脉或下腔静脉回流受阻建立侧支循环时,胸壁静脉可充盈或曲张,并注意血流方向的检查。

检查胸壁曲张静脉血流方向,方法是将右手示指和中指并拢压在一段没有分支的静脉上,然后其中一指沿静脉紧压并向外移动,将静脉中的血液挤出,到一定距离后放松这一手指,另一指仍紧压静脉不动。如果这一段排空的静脉很快充盈,则血流方向是从放松手指的一端流向紧压静脉的手指一端。上腔静脉梗阻时血流方向自上而下;下腔静脉梗阻时血流方向自下而上。

(2)胸廓形态

观察胸廓外形和对称性。①正常形态:为圆柱形,前后径与左右径之比为 1:1.5,两侧对称,无局部凹陷或隆起。②病理胸廓:可见扁平胸、桶状胸、佝偻病胸(佝偻病串珠、肋膈沟、漏斗胸、鸡胸等)、胸廓局部凹陷、隆起变形及脊柱畸形引起胸廓改变。观察肋间隙有无膨隆或凹陷。

(3)呼吸运动

观测前胸廓的起伏运动(应在病人不觉察时),计数呼吸频率,观察呼吸节律、深度及两侧呼吸运动是否对称。观察有无呼吸困难(三凹征、吸气性呼吸困难和呼气性呼吸困难)、异常呼吸频率、深度改变及呼吸节律改变(潮式呼吸、间停呼吸、抑制性呼吸、叹气样呼吸等)。

2.触诊

(1)胸壁压痛

暴露胸部,用手指或手掌依次对胸壁所有部位的骨骼或软组织施加适当压力,以观察受检者是否有压痛。正常无压痛,如有压痛,要注意胸部压痛的部位、程度、深浅,特别要注意胸骨有无压痛。捻发感是触诊胸壁皮肤的一种特殊感觉,类似握雪感,提示皮下积气。

(2)胸廓扩张度

检查前胸时,检查者双手置于胸廓下面的前侧部,左、右拇指分别沿着两侧肋缘指向剑突,拇指尖在前正中线两侧对称部位,而手掌和伸展的手指置于前侧胸壁;后胸廓扩张度的测定方法为,将两手平置于患者背部,约于第10肋骨水平,拇指与中线平行,并将两侧皮肤向中线轻推。嘱受检者做深呼吸运动,观察比较两手的动度是否一致。

(3)语音震颤

用两手掌或手掌尺侧缘轻轻平置于受检者胸壁的对称部位(不用力加压),检查时嘱受检者用同样的强度重复发"yi"音,自上至下,从内到外比较两侧相应部位语音震颤的异同,注意有无双侧、单侧或局部的语颤减弱、消失或增强。正常人触觉语颤一般是对称部位相等,检查时应注意以下差异:①男性强于女性;②瘦者强于胖者;③成人强于儿童;④前胸上部强于下部(因上部距声带近);⑤后胸下部强于上部(因上部骨骼肌较厚);⑥右上胸部强于左上胸部(因右肺距气管较近,且支气管较粗、短而直,传导较强)。

(4)胸膜摩擦感

用手掌或两手尺侧缘放置于胸廓呼吸动度最大的区域,即胸廓的下前侧部,嘱患者深呼吸,于呼吸两相可触及皮革相互摩擦的感觉。有时只能在吸气末触及。

3.叩诊

(1)方法

1)直接叩诊:用右手中间三指的掌面直接拍击被检查部位。直接叩诊能迅速查明大范围病变的部位所在。

2)间接叩诊法:目前应用最为普遍。操作时首先将左手中指的第1和第2指节紧贴于叩诊部位,作为板指,其余手指稍微抬起,不接触叩诊部位体表。右手各指应自然弯曲,以中指指端叩击左手板指第2指节前端,叩击方向应与叩诊部位的体表垂直。前胸叩诊时,板指应平贴于肋间隙并与肋骨平行;后胸壁叩诊时,在肩胛区板指与脊柱平行,在肩胛下区板指仍保持与肋骨或肋间隙平行。叩诊时应以腕关节及掌指关节运动为主,避免肘关节及肩关节参加活动。叩诊动作要灵活、短促和富有弹性,在一个部位只需连续叩击两三下,每次叩击后应立即抬起右手中指。此外,叩击力量应均匀一致,轻重适度,才能正确地判断叩诊音的变化。

(2)体位

检查前胸时,受检者取坐位或仰卧位,胸壁完全裸露,放松肌肉,两臂垂放。检查侧胸壁时,受检者举起上臂置于头部。检查背部时,受检者向前稍低头,双手交叉抱肘,身体略前倾。

(3)内容

1)正常肺部叩诊音

清音(肺野)

浊音(肝和心脏的相对浊音区)

正常人右肺上叶叩诊音较左肺上叶浊,前胸上部较下部浊,背部较前胸浊。

异常肺部叩诊音

①实音:a.肺组织含气量减少的疾病,如肺炎、肺结核、肺不张、肺梗死及高度肺水肿、广泛的纤维化等;b.肺内形成无气组织或占位性病变,如肺肿瘤、肺脓肿、包囊虫病等;c.胸膜或胸壁的病变可阻碍叩诊音的传导,使叩诊音变浊,如胸腔积液、胸壁增厚、胸壁水肿或肿瘤等。

②鼓音:肺内有大空洞(＞3～4cm)并靠近胸壁,叩诊时声音持续时间长,并有乐性特点。另外,高度支气管扩张或气胸病人可出现鼓音。

③过清音:肺组织含气量过多的疾病,如肺气肿等。

④空瓮音:是鼓音的一种,叩诊时具有金属调回响,应区别出与鼓音的不同。

⑤浊鼓音:兼有浊音与鼓音的特点,是一种混合音,在肺不张、肺炎充血期或消散期及肺水肿时可发现,要体会出与浊音和鼓音的区别。

2)肺野叩诊:检查前胸时,由锁骨上窝开始,然后沿锁骨中线、腋前线自第1肋间隙起从上至下逐一对肋间隙进行叩诊。检查侧胸壁时,自腋窝开始沿腋中线、腋后线叩诊,向下至肋缘。检查背部,自肺尖开始,沿肩胛线逐一对肋间隙向下检查,至肺底膈活动范围被确定为止。一般由上至下,由外向内,左右对称,并做左右、上下、内外对比。

3)肺上界(Kronig 峡):叩诊时嘱受检者端坐,检查者站于受检者后侧,自斜方肌前缘中央部开始叩诊,为清音,逐渐叩向外侧,当清音变为浊音时用笔作标记,然后由上述中央部叩向内侧,变为浊音时作标记。此清音带的宽度正常为 4～6cm,代表肺尖的范围,又称 Kronig 峡。正常情况下,右侧肺尖较低,且右侧肩胛带肌肉较发达,故右侧 Kronig 峡较左侧稍窄。

4)肺下界:受检者平静呼吸,沿锁骨中线、腋中线及肩胛下角线自上而下进行叩诊,由清音变为浊音时即为肺下界。应注意在体表右锁骨中线上叩诊时,因肺下野与肝脏重叠,故叩诊至清音变为浊音时,为肝上界而非肺下界,应继续叩至浊音变为实音时为肺下界。正常肺下界位于锁骨中线第 6 肋间隙上,腋中线第 8 肋间隙上,肩胛线第 10 肋间隙上。左、右肺下界大致相同。矮胖体型者肺下界可上升一肋,瘦长体型者可下降一肋;妊娠时肺下界可上升。

5)肺下界移动范围:在平静呼吸时叩出肺下界并标记,嘱受检者深吸气后屏住呼吸,沿该线继续向下叩诊,当由清音变为浊音时作标记;然后嘱受检者深呼气后屏住呼吸,再从平静呼吸时的肺下界处开始由下向上叩诊,直至浊音变为清音,作标记。最高至最低两个标记间的距离即为肺下界移动范围。正常人肺下界移动范围为 6～8cm。

4.听诊

(1)体位

听诊时检查者取坐位或卧位,嘱受检者微张口均匀呼吸。

(2)顺序

一般由肺尖开始,自上而下分别检查前胸部、侧胸部及背部。部位及顺序同叩诊。

(3)内容

1)正常呼吸音:听诊时应注意声音的性质与强弱、音调的高低及时相的长短。

①支气管呼吸音:类似抬高舌尖呼气时所产生的"ha"音。其特点为呼气音较吸气音时

间长,响度强,音调高。正常人在喉部,胸骨上窝,背部第6、7颈椎及第1、2胸椎附近可闻及支气管呼吸音。

②肺泡呼吸音:类似上齿咬下唇吸气时发出的"fu"音。其特点为吸气音较呼气音时间长,响度强,音调高,声音柔和且有吹风性质。在正常肺组织上可闻及肺泡呼吸音。老年人肺泡呼吸音弱,胸壁厚者较胸壁薄者肺泡呼吸音者弱。

③支气管肺泡呼吸音:此种呼吸音为支气管呼吸音与肺泡呼吸音的混合音。其特点是呼气音的性质与支气管呼吸音相似,但音响较强,音调较高,吸气与呼气的时相大致相等。正常人在胸骨两侧第1、2肋间隙,肩胛间区第3、4胸椎水平及肺尖前、后可闻及支气管肺泡呼吸音。

2)语音共振:嘱受检者用一般的声音强度重复发"yi"音或"一、二、三"时,用听诊器在胸壁上听到的柔和而模糊的声音,即为语音共振。语音共振听诊检查部位及顺序同语音震颤检查。

3)胸膜摩擦音:当胸膜有炎症、纤维素渗出时可出现胸膜摩擦音。最常听诊部位是前下侧胸壁。其颇似用一手掩耳,以另一手指在其手背上摩擦时所听到的声音。通常于呼吸两相均可听到,一般于吸气末或呼气初较为明显,屏气时即消失。深呼吸或在听诊器体件上加压时强度可增加。常见于胸膜炎患者。

【思考题】

1.何谓三凹征?

2.何谓潮式呼吸?

3.哪些情况可引起触觉语颤减弱或消失?

4.支气管呼吸音的正常分布如何?

实验 1.6　　异常肺部听诊检查

【目的】

1.掌握异常肺泡呼吸音、支气管呼吸音、支气管肺泡呼吸音的特点及分布。

2.掌握啰音的听诊特点。

【方法】

学生两人一组互相检查并于电教模型上进行听诊学习。教师巡回查看指导,并以规范操作纠正学生练习中出现的各种错误。

【内容】

(一)异常呼吸音

1.异常肺泡呼吸音

(1)肺泡呼吸音减弱或消失

可在局部、单侧或双肺出现。常见于支气管阻塞、胸腔积液、气胸、胸廓活动受限等。

(2)肺泡呼吸音增强

常见于运动、发热、贫血、酸中毒等引起的双侧呼吸音增强,或一侧肺胸部病变,如胸腔积液引起的健侧肺代偿性肺泡呼吸音增强。

(3)断续性呼吸音

又称齿轮呼吸音,是由于肺内局部性炎症或支气管狭窄,使空气不能均匀地进入肺泡引起。常见于肺结核、肺炎等。

（4）粗糙性呼吸音

由于支气管黏膜轻度水肿或炎症浸润造成不光滑或狭窄，使气流进出不畅所致。常见于支气管或肺炎早期。

2.异常支气管呼吸音

在正常肺泡呼吸音部位听到支气管呼吸音为异常支气管呼吸音，或称管样呼吸音。常见于肺组织实变、肺内大空腔、压迫性肺不张。

3.异常支气管肺泡呼吸音

在正常肺泡呼吸音的部位听到支气管肺泡呼吸音为异常支气管肺泡呼吸音。其产生原因为小片肺组织实变与正常含气肺组织混合存在，或深部肺实变并被正常肺组织所覆盖。常见于支气管肺炎、肺结核、大叶性肺炎等。

（二）啰音

呼吸音以外的附加音。听诊啰音时嘱病人经口呼吸或深呼吸，亦可嘱病人连续咳嗽后深呼吸，这样可增加空气流动，使啰音消失、出现或更清楚。

1.湿啰音（水泡音）

（1）听诊特点

1）断续而短暂的水泡破裂音，一次常连续多个出现；

2）于吸气时或吸气终末时较为明显，有时也出现于呼气早期；

3）部位较恒定，性质不易变；

4）中小湿啰音可同时存在；

5）咳嗽后可减轻或消失。

（2）分类

1）粗湿啰音：发生于气管、主支气管或空洞部位，多出现在吸气早期，有时不用听诊器亦可听到，谓之痰鸣。常见于支气管扩张、肺水肿、肺结核等。

2）中湿啰音：发生于中等大小的支气管，多出现于吸气的中期。常见于支气管炎、支气管肺炎等。

3）细湿啰音：发生于小支气管，多在吸气后期出现，其音调高，近耳颇似撕开尼龙扣袋时发出的声音，谓之 Velcro 啰音。常见于支气管肺炎、肺淤血、肺梗死等。

4）捻发音：是一种极细而均匀一致的高音调、高频率的细小爆裂音，多在吸气的终末听及，颇似在耳边用手指捻搓一束头发时所发出的声音。常见于肺淤血、肺炎早期、肺泡炎等。

2.干啰音

（1）听诊特点

1）音调较高，持续时间较长；

2）在呼气及吸气相均能听到，但以呼气相为明显；

3）强度和性质易改变，部位易变换，在短时间内数量可明显增减。

（2）分类

1）高调干啰音：又称哨笛音，多起源于较小的支气管或细支气管，音调高，呈短促的"zhi-zhi"声或带音乐性。发生于较小支气管或细支气管，又称哮鸣音。

2)低调干啰音：又称为鼾音，多发生于气管或主支气管，调低而响亮，类似酣睡时打呼噜的声音。发生于主支气管以上大气道的干啰音，有时不用听诊器亦可听及，称为喘鸣。

（三）语音共振

嘱受检者用一般的声音强度重复发"yi"音或"一、二、三"时，用听诊器在胸壁上听到的柔和而模糊的声音，即为语音共振。

1. 支气管语音

是一种响亮、清晰的听觉语音，甚至能辨出字音。常见于肺实变。

2. 胸语音

是一种比支气管语音更响亮的声音，可清晰地听到并辨出字音。常见于大范围肺实变。

3. 羊鸣音

是一种声音性质改变的听觉语音，当受检者发"yi"音时，听起来像发"a"音。常见于胸腔积液患者。

4. 耳语音

嘱受检者用耳语音发"yi"音，正常人在胸壁只能听到非常微弱的声音，在肺实变的病人则声音变得非常清晰，是一种高调的声音。

（四）胸膜摩擦音

见正常胸部和肺部检查章节。

【思考题】

1. 何谓管样呼吸音？

2. 简述干、湿性啰音的特点及分类。

实验 1.7　正常心脏检查和血管检查

【目的】

1. 掌握心脏视、触、叩、听诊的内容、方法和顺序。

2. 掌握心脏浊音界的叩诊及记录方法。

3. 掌握第一、二心音的特点及两者的辨别方法。

4. 熟悉常见血管病理体征的检查方法及其临床意义。

【方法】

1. 观看有关心脏检查和血管检查的录像。

2. 教师做心脏检查及血管检查示范，指出检查的要点、操作的技巧、阳性体征的标准。

3. 学生两人一组互相检查。教师巡回查看指导，并以规范操作纠正学生互检中出现的各种错误。

【内容】

（一）视诊

1. 观察胸廓外形，心前区有无隆起或凹陷。

2. 心尖搏动

观察心尖搏动时应注意其位置、强度、范围、频率及节律。正常人心尖搏动的中央位于胸骨左侧第 5 肋间隙锁骨中线内侧 0.5～1.0cm 处，其搏动范围的直径为 2.0～2.5cm。但有的正常人也看不到心尖搏动。

3.心前区其他部位有无搏动,如有,应注意其位置、范围、强度等。

检查心前区搏动和心尖搏动时需下蹲,两眼与受检者的胸廓平齐,双眼视线与心前区呈切线方向。

(二)触诊

检查者将全手掌、手掌尺侧或手指指端置于受检者心前区,触诊心尖搏动或心前区其他搏动、震颤及心包摩擦感等。

1.心尖搏动及心前区搏动

注意其部位、强度及有无抬举感。

2.震颤

是用手触知的一种细微的震动感,又称猫喘。用指腹或小鱼际肌进行触诊,注意其部位及时间。确定震颤是收缩期震颤还是舒张期震颤的方法如下:

(1)利用心尖搏动

紧随心尖搏动冲击手掌之后发生者为收缩期震颤,在其前发生者为舒张期震颤。

(2)利用颈动脉的搏动

紧随颈动脉搏动时发生者为收缩期震颤,在其后发生者为舒张期震颤。

(3)利用心音听诊

紧随第一心音之后发生者为收缩期震颤,紧随第二心音发生者为舒张期震颤。

心脏各种震颤的临床意义如下:

表 1.7.1　心前区震颤的临床意义

时　间	部　位	疾　病
收缩期	胸骨右缘第2肋间	主动脉瓣狭窄
	胸骨左缘第2肋间	肺动脉瓣狭窄
	胸骨左缘第3、4肋间	室间隔缺损
舒张期	心尖部	二尖瓣狭窄
连续性	胸骨左缘第2肋间附近	动脉导管未闭

3.心包摩擦感

多呈收缩期和舒张期双相的粗糙摩擦感,以收缩期、前倾体位和呼气末为明显。一般在胸骨左缘第3、4肋间以手掌或小鱼际肌可触及。

(三)叩诊

1.方法

叩诊时受检者应取仰卧位或坐位,且平静呼吸。常用间接叩诊法,受检者取仰卧位时,检查者把作为叩诊板指的左手中指放置与肋间平行;受检者取坐位时,检查者左手叩诊板指与肋间垂直。叩诊的力度要适中、均匀。

2.顺序

先叩左界,后叩右界。左侧在心尖搏动外2～3cm处开始,由外向内,由清音变为浊音时为该肋间的心脏左缘,以同样的方法于逐个肋间按自下而上的顺序进行叩诊,直至第2

肋间。右界叩诊时,先叩出肝上界,然后于上一肋间由外向内,当叩诊音由清音变为浊音时为该肋间的心脏右缘,逐一肋间向上叩诊直至第2肋间。对各肋间叩得的浊音界逐一做标记,并测量其与胸骨中线间的垂直距离。同时,需测量前正中线至左侧锁骨中线的距离。

3. 正常心浊音界

正常成人心脏相对浊音界如下表所示。

表 1.7.2 正常成人心脏相对浊音界

右/cm	肋 间	左/cm
2～3	II	2～3
2～3	III	3.5～4.5
3～4	IV	5～6
	V	7～9

注:正常成人前中线距左锁骨中线8～10cm

(四)听诊

1. 方法

受检者取坐位或仰卧位,必要时可变换体位。如对疑有二尖瓣狭窄者,宜取左侧卧位;对疑有主动脉关闭不全者,宜取坐位并上身前倾。听取低音调的杂音,如二尖瓣狭窄的隆隆样舒张期杂音,应该用钟型体件;听取高音调的杂音,如主动脉瓣关闭不全的舒张期杂音,应该用膜型体件。

2. 心脏瓣膜听诊区

(1)二尖瓣区

心尖部,正常位于第5肋间左锁骨中线内侧处,听诊时应选心尖搏动最强点。

(2)肺动脉瓣区

位于胸骨左缘第2肋间。

(3)主动脉瓣区

位于胸骨右缘第2肋间。

(4)主动脉瓣第二听诊区

位于胸骨左缘第3肋间。

(5)三尖瓣区

位于胸骨下端左缘,即胸骨左缘第4、5肋间。

3. 听诊顺序

通常为:二尖瓣听诊区→肺动脉瓣听诊区→主动脉瓣听诊区→主动脉第二听诊区→三尖瓣听诊区。

4. 听诊内容

心脏听诊内容包括心率、心律、心音、杂音及心包摩擦音等。正常人主要是心率、心律及正常心音的听诊。

（1）心率

正常人心率为成人 60～100 次/min，3 岁以下的小儿常在 100 次/min 以上。

（2）心律

正常人心律规则。但在健康青年人或儿童中，心律也可随呼吸运动而出现周期性变化，吸气时心脏搏动加快，呼气时变慢，即为呼吸性窦性心律不齐，一般无重要临床意义。

（3）心音

用心音图已查明正常人有四个心音，按出现的先后顺序为第一心音、第二心音、第三心音和第四心音。

1）第一心音：在心前区各部位均可听到，但以心尖部最强，其音调较第二心音为低（频率为 55～58Hz），时间较第二心音长（约 0.10s）。第一心音的出现标志着心室收缩的开始。

2）第二心音：心前区各部位均可听到，但在心底部最强且清晰。音调较第一心音为高且清脆（频率为 62Hz），时间较第一心音短（约 0.08s）。第二心音的出现标志着心室舒张的开始。第二心音有两个组成部分，即主动脉瓣部分（A2）和肺动脉瓣部分（P2）。一般情况下，青少年 P2＞A2，中年人 A2＝P2，老年人 A2＞P2。

3）第三心音：在部分正常人中，在第二心音开始 0.12～0.18s 之后还可听到一个短促而弱的声音，酷似第二心音的回声，称为第三心音。在部分儿童及青少年较易听到，通常在心尖部或其内上方听诊较清楚，左侧卧位、呼气末或运动后心跳加快又逐渐减慢时更为清楚。

4）第四心音：出现在第一心音开始前 0.1s，正常情况下此音很弱，一般不能听到，如果听到多为病理性。

区分第一、第二心音的要点为：①第一心音的音调较低而时间较长，第二心音的音调高而短；②第一心音在心尖部最响，第二心音在心底部较响；③第一心音与第二心音的间隔时间比第二心音与下一心动周期的第一心音的间隔短；④第一心音与心尖搏动撞击胸壁的时间一致，与颈动脉搏动也几乎同时出现，而第二心音则在心尖搏动撞击胸壁之后出现。

（4）杂音

（5）心包摩擦音

（五）血管检查

包括视诊、触诊及听诊。

1.视诊

（1）颈动脉的搏动情况（节律和强弱）

（2）颈静脉充盈（见头颈部检查章节）

2.触诊

（1）方法

动脉的触诊主要是检查动脉的脉搏，一般选择桡动脉，有时也应检查其他动脉（如颞动脉、颈动脉、股动脉、足背动脉）。检查时通常 3 个手指（示指、中指、环指）靠拢，指端平放于桡动脉近手腕处进行触诊。

诊断学实验

（2）内容

检查动脉搏动时，应注意节律、速率、强弱、紧张度和动脉壁的情况，也要注意两侧是否对称。脉搏的紧张度决定于动脉的收缩压，可根据手指按压桡动脉所施加的压力来估计。检查时以近端手指按压动脉并逐渐用力使远端手指触不到脉搏为度，此时即可根据近端手指所施加压力的大小来估计脉搏的紧张度。

3.听诊

动静脉血管听诊（见诊断学基本方法和一般检查章节）。

4.动脉血压测量

测量血压有直接和间接测量法两种，一般较常用间接测量法（见诊断学基本方法和一般检查章节）。

5.异常血管体征

（1）周围血管征

包括毛细血管、水冲脉、射枪音、Duroziez 双重杂音。由于脉压差增大所致的血管体征，主要见于主动脉瓣关闭不全、动脉导管未闭、甲状腺功能亢进、严重贫血等。

1）毛细血管搏动征：检查方法为用手指轻压指甲的末端使指甲中央部形成一小苍白区，或用干净的载玻片轻压口唇黏膜，观察分界处有无红与白交替出现的现象。

2）水冲脉：检查方法为检查者握紧受检者手腕掌面，将其前臂高举过头部，可明显感知犹如水冲的急促而有力的脉搏冲击。

3）枪击音：检查方法为在外周较大动脉表面，常选择股动脉，轻放听诊器膜型体件时可闻及与心跳一致的短促如射枪的声音。

4）Duroziez 双重杂音：检查方法为以听诊器钟型体件稍加压于股动脉，并使体件开口方向稍偏向近心端，可闻及收缩期与舒张期双期吹风样杂音。

（2）奇脉

吸气时脉搏明显减弱或消失，而在呼气末出现或增强。见于大量心包积液。

（3）无脉

即脉搏消失。主要见于严重休克、多发性大动脉炎。

（4）交替脉

脉搏节律规则而强弱交替，为左心衰竭的重要体征之一。常见于高血压性心脏病、急性心肌梗死、主动脉瓣关闭不全等。

（5）脉搏短绌

脉率少于心率。见于心房颤动、频发室性期前收缩等。

【思考题】

1.正常心尖搏动的位置及范围如何？

2.左心室或右心室肥大时，心脏视、触、叩诊各有何异常改变？

3.胸骨左缘第 2 肋间触及收缩期震颤，心尖触及舒张期震颤分别有何临床意义？

4.如何区别第一心音和第二心音？

5.周围血管征有哪些？有何临床意义？

36

实验 1.8 异常心脏听诊检查

【目的】
1.熟悉常见的异常心音和常见心律失常的听诊特点。

2.掌握心脏杂音的听诊要点,并能区分收缩期、舒张期及连续性杂音。熟悉常见心脏杂音的临床意义。

【方法】
学生两人一组互相检查,并于电教模型上进行听诊学习。教师巡回查看指导,并以规范操作纠正学生互检中出现的各种错误。

【内容】
(一)心率

正常人心率为成人 60～100 次/min,3 岁以下的小儿常在 100 次/min 以上。成人心率超过 100 次/min,婴幼儿心率超过 150 次/min,称为心动过速。心率低于 60 次/min 称为心动过缓。

(二)心律

正常人心律规则。在健康青年人或儿童中,可闻及窦性心律不齐,一般无重要临床意义。听诊所能发现的心律失常最常见的有期前收缩和心房颤动。

1.期前收缩

期前收缩又称过早搏动,简称早搏,是指在规则心搏基础上突然提前出现一次心搏,其后有一较长间歇(代偿间歇)。如连续每一次窦性搏动后出现一次期前收缩,称二联律;每两次窦性搏动后出现一次期前收缩,称为三联律。期前收缩可发生于正常人及各种器质性心脏病患者。

2.心房颤动

其听诊特点为心搏节律绝对不规则,第一心音强弱不等和脉率少于心率。常见于二尖瓣狭窄、冠状动脉粥样硬化性心脏病(冠心病)、甲状腺功能亢进症等。

(三)心音

在正常人可听到第一心音、第二心音,部分儿童及青少年可听到第三心音。心音改变包括心音强度改变、性质改变、心音分裂等几种情况。

1.心音强度改变

影响心音强度的主要因素有心室充盈与瓣膜状况、心室收缩力与收缩速率等。

(1)第一心音(S1)强度改变

1)增强:常见于二尖瓣狭窄,亦见于心动过速及心室收缩力加强时,如运动、发热、甲状腺功能亢进等。

2)减弱:常见于二尖瓣关闭不全,亦见于心肌炎、心肌病、心肌梗死和左心衰竭。

3)强弱不等:主要见于心房颤动、频发室性期前收缩及三度(完全性)房室传导阻滞。

(2)第二心音(S2)强度改变

影响第二心音强度的主要因素是主动脉及肺动脉内压力、半月瓣的完整性和弹性等。

1)A2 增强:主要见于高血压、主动脉粥样硬化。

2)A2减弱:主要见于主动脉瓣狭窄、主动脉瓣关闭不全、主动脉瓣粘连或钙化。

3)P2增强:为肺动脉内压增高所致,主要见于二尖瓣狭窄、二尖瓣关闭不全、左心衰竭、伴有左至右分流的先天性心脏病(如房间隔缺损、室间隔缺损、动脉导管未闭等)。

4)P2减弱:主要见于肺动脉瓣狭窄、肺动脉瓣关闭不全等。

(3)第一、第二心音同时改变

1)第一、第二心音同时增强:见于心脏活动增强时,如劳动、情绪激动、贫血等。

2)第一、第二心音同时减弱:见于心肌炎、心肌病、心肌梗死等心肌严重受损,休克等循环衰竭,心包积液、左侧胸膜腔大量积液、肺气肿、胸壁水肿等。

2.心音性质改变

S1失去原有性质且明显减弱,S2也减弱,S1、S2极相似,可形成"单音律"。当心率增快,收缩期和舒张期时限几乎相等时,听诊类似钟摆声,又称"钟摆律"或"胎心律",主要见于急性心肌梗死、重症心肌炎、克山病。

3.心音分裂

(1)第一心音分裂

若形成第一心音的两个主要成分二尖瓣和三尖瓣的关闭明显不同步,听诊时会听到第一心音分裂为两个声音,即第一心音分裂。正常人一般听不到,但在部分正常青年人或儿童中偶可听到,尤其心尖部最易听到。见于右束支传导阻滞、右心衰竭等。

(2)第二心音分裂

若形成第二心音的两个主要成分为肺动脉瓣和中动脉瓣的关闭明显不同步,就可使第二心音分成两个声音,即为第二心音分裂。在肺动脉瓣听诊区易听到。正常人一般听不到第二心音分裂,但在部分儿童或青少年中偶可听到,尤其是深吸气末更易听到。

1)生理分裂:属于生理情况,尤其见于儿童和青年。其特点是深吸气末第二心音分裂更清楚。

2)通常分裂:特点是深吸气末第二心音分裂更清楚。见于两种情况:右心室排血时间延长,如完全性右束支传导阻滞、肺动脉瓣狭窄、二尖瓣狭窄等;主动脉瓣关闭时间提前,常见于二尖瓣关闭不全、室间隔缺损等。

3)固定分裂:其特点是第二心音分裂几乎不受呼、吸气影响。常见于房间隔缺损。

4)反常分裂:又称逆分裂,其特点是呼气时第二心音分裂加宽。见于完全性左束支传导阻滞、主动脉瓣狭窄等。

4.额外心音

(1)舒张期额外心音

1)奔马律:可分为舒张早期奔马律、舒张晚期奔马律、重叠型奔马律三种。

①舒张早期奔马律:也称为室性奔马律。其听诊特点为:音调较低,强度较弱;额外心音出现在S2后;听诊最清晰部位,左心室奔马律在心尖部,右心室奔马律在胸骨下端左缘;左心室奔马律呼气末明显,右心室奔马律吸气时明显。常见于心力衰竭、急性心肌梗死、心肌炎、扩张型心肌病、二尖瓣关闭不全、高血压性心脏病等。

②舒张晚期奔马律:也称为房性奔马律。其听诊特点为:在心尖区稍内侧最清晰;音调较低,强度较弱;额外心音距S2较远,距S1近;呼气末最响。多见于高血压性心脏病、肥厚型心肌病、主动脉瓣狭窄、冠状动脉粥样硬化性心脏病等。

③重叠型奔马律:即同时存在舒张早期和舒张晚期奔马律。常见于左或右心衰竭伴心动过速时,也可见于风湿热伴有 P－R 间期延长和心动过速的患者。当心率较慢时,两种奔马律可没有重叠,则听诊为 4 个心音,称舒张期四音律,常见于心肌病或心力衰竭。

2)开瓣音:常位于第二心音后 0.05～0.06s,听诊部位在心尖部及其内侧,音调较高,清脆、短促,呈拍击样,呼气时增强。见于以二尖瓣狭窄为主的病变。

3)心包叩击音:在 S2 后约 0.09～0.12s,中频,较响而短促,在胸骨左缘易闻及。见于缩窄性心包炎。

4)肿瘤扑落音:在 S2 后约 0.08～0.12s,音调较低,在心尖或胸骨左缘第 3、4 肋间易闻及。见于心房黏液瘤。

(2)收缩期额外心音

1)收缩早期喷射音:为高频爆裂样声音,出现在 S1 后约 0.05～0.07s,音调高,短促而清脆,在心底部听诊最清楚。根据部位不同,可分为肺动脉收缩期喷射音和主动脉收缩期喷射音。

2)收缩中晚期喀喇音:高调、短促、清脆,如关门落锁之"kā tà"声,最响部位在心尖区及其稍内侧。出现在 S1 后 0.08s 者称收缩中期喀喇音,0.08s 以上者称收缩晚期喀喇音。见于二尖瓣脱垂。

(3)医源性额外心音

1)人工起搏音:由置入人工心脏起搏器的电极引起。发生于 S1 前约 0.08～0.12s,呈高调、短促、带喀喇音性质,在心尖区及胸骨左缘第 4、5 肋间清晰。

2)人工瓣膜音:由置换的人工金属瓣膜在开放和关闭时撞击金属支架所致。音高调、短促、响亮。

(四)杂音

心脏杂音是心音以外持续时间较长的附加声音,可完全与心音分开或相连续,甚至完全遮盖心音。它对心脏瓣膜病的诊断有重要价值。但若在心尖部或肺动脉瓣听诊区听到 1/6～2/6 级收缩期杂音,性质柔和或为吹风样,多为生理性杂音。

1.听诊要点

(1)部位

杂音在某瓣膜听诊区最响,就提示病变在该瓣膜。

(2)时期

一般分为收缩期杂音、舒张期杂音、连续性杂音。

(3)性质

1)吹风样杂音:如因二尖瓣关闭不全在二尖瓣区出现的收缩期杂音。

2)隆隆样(滚筒样)杂音:如因二尖瓣狭窄在心尖区出现的舒张期杂音。

3)喷射样杂音:如因主动脉瓣狭窄在主动脉瓣区出现的收缩期杂音。

4)叹气样杂音:如因主动脉瓣关闭不全在主动脉瓣区或第二听诊区出现的舒张期杂音。

5)机器样杂音:主要见于动脉导管未闭。

6)乐音样杂音:见于感染性心内膜炎、梅毒性心脏病等。

(4)传导

1)二尖瓣关闭不全:杂音(收缩期)向左腋下、左肩胛下区传导。

2)二尖瓣狭窄:杂音(舒张期)较局限。

3)主动脉瓣狭窄:杂音(收缩期)主要向颈部、胸骨上窝传导。

4)主动脉瓣关闭不全:杂音(舒张期)主要沿胸骨左缘下传并可到达心尖。

(5)强度

心脏杂音的强度常采用 Levine 6 级分级法区分。

1 级:极轻,需仔细听诊才能发现。

2 级:较轻,不太响亮。

3 级:中度,较响亮且粗糙。

4 级:响亮,粗糙,传导,可伴有震颤。

5 级:很响,粗糙,传导广泛,伴有震颤。

6 级:极响,震耳,听诊器离开胸壁仍能听到,伴有震颤。

一般认为,2/6 级及其以下的杂音多为功能性,3/6 级及其以上的杂音多为器质性。

(6)体位、呼吸和运动对杂音的影响

1)体位的影响:取左侧卧位时,可使二尖瓣狭窄的舒张期隆隆样杂音更明显;取坐位并前倾时,可使主动脉瓣关闭不全的舒张期杂音更明显;取仰卧位时,可使二尖瓣、三尖瓣关闭不全和肺动脉瓣关闭不全的杂音更明显。

2)呼吸的影响:凡来自右心病变的杂音,在深吸气时增强,如三尖瓣关闭不全或狭窄、肺动脉瓣关闭不全或狭窄;凡来自左心病变的杂音,在深呼气时增强,如二尖瓣关闭不全或狭窄、主动脉瓣关闭不全或狭窄。

3)运动的影响:运动时心率加快,心排血量增加,可使器质性杂音增强。

2.临床意义

在确定杂音的临床意义时应区分功能性和器质性杂音。

(1)功能性杂音

通常是指产生杂音的部位没有器质性病变时出现的杂音,包括:

1)生理性杂音:其听诊特点为肺动脉区和(或)心尖区,只限于收缩期,柔和,呈吹风样,时限短,强度常为 2/6 级及其以下,无震颤,较局限。

2)全身性疾病造成的血流动力学改变产生的杂音:如甲状腺功能亢进、严重贫血等。

3)有心脏病理意义的相对性关闭不全或狭窄引起的杂音:如 Austin Flint 杂音和 Graham Steel 杂音。

①Austin Flint 杂音:由于中重度主动脉瓣关闭不全导致二尖瓣相对狭窄而产生的杂音。听诊特点为:二尖瓣区舒张中、晚期柔和、递减型杂音,不伴震颤,无 S1 亢进及开瓣音。

②Graham Steel 杂音:由于肺动脉扩张导致肺动脉瓣相对性关闭不全所致的杂音。常见于二尖瓣狭窄伴明显肺动脉高压。听诊特点为:肺动脉瓣区舒张期局限,柔和、吹风样、递减型杂音,常合并 P2 亢进。

(2)器质性杂音

产生杂音的部位有器质性损害时出现的杂音。其听诊特点为:高调、粗糙,持续时间长,强度常在 3/6 级以上,常伴有传导及震颤。常见器质性杂音如下:

1)二尖瓣区

①二尖瓣狭窄:可于心尖区闻及舒张中、晚期低调、隆隆样、递增型杂音,常伴震颤,心尖

区 S1 亢进。部分病例可伴 S2 分裂及开瓣音。

②二尖瓣关闭不全:可于心尖区闻及全收缩期粗糙、吹风样、一贯型杂音,向左腋下传导。

2)主动脉瓣区

①主动脉瓣狭窄:可于主动脉瓣听诊区闻及收缩中期喷射样、递增递减型杂音,向颈部传导,常伴有震颤,A2 减弱。

②主动脉瓣关闭不全:可于主动脉瓣第二听诊区闻及舒张期柔和、叹气样、递减型杂音,可向胸骨左缘及心尖传导。

3)肺动脉瓣区

①肺动脉瓣狭窄:可于肺动脉瓣区闻及收缩中期喷射样杂音,常伴有震颤,P2 减弱。

②肺动脉瓣关闭不全:器质性病变极少见。

4)三尖瓣区

①三尖瓣狭窄:极少见。可于三尖瓣区闻及舒张期局限、低调、隆隆样杂音。

②三尖瓣关闭不全:器质性极少见。杂音特点与二尖瓣器质性关闭不全相同。

5)其他杂音

①室间隔缺损:可于胸骨左缘第 3、4 肋间闻及响亮而粗糙的收缩期杂音,强度在 3/6 级以上,常伴有震颤,向心前区传导。

②连续性杂音:常见于先天性心脏病动脉导管未闭,可于胸骨左缘第 2 肋间稍外侧闻及粗糙、机械样连续性杂音,持续于整个收缩与舒张期,常伴震颤。

(五)心包摩擦音

心包摩擦音的听诊特点为:性质粗糙、高调,呈搔抓样;与心搏一致,声音呈三相,屏气时摩擦音仍出现;在整个心前区均可听到,但以胸骨左缘第 3、4 肋间最响,取坐位并前倾时更明显。心包摩擦音常见于各种心包炎,也可见于急性心肌梗死、尿毒症和系统性红斑狼疮等。

【思考题】

1.心房颤动在听诊上有什么特点?

2.第二心音分裂有几种类型? 有何临床意义?

3.简述舒张早期奔马律的听诊特点和临床意义。

4.心脏杂音强度的分级方法如何?

5.如何区别功能性与器质性收缩期杂音?

实验 1.9　腹部检查

【目的】

1.了解腹部的体表标志及分区。

2.学会腹部的检查顺序、内容及方法,了解腹部的正常状态。

3.掌握肝、脾触诊及记录方法。

4.掌握腹水的检查方法。

【方法】

1. 观看有关腹部检查的录像。

2. 教师做腹部检查的示范,指出检查的要点、操作的技巧、阳性体征的标准。

3. 学生两人一组互相检查。教师巡回查看指导,并以规范操作纠正学生互检中出现的各种错误。结束时教师进行总结。

4. 实习后学生写出符合病历格式的实习报告。

【内容】

(一)体表标志及分区

1. 体表标志

腹部体表标志主要用于准确地描述或记录症状与体征的部位。前面常用的体表标志有:肋弓下缘、胸骨剑突、腹上角、脐、髂前上棘、腹直肌外缘、腹中线(腹白线)、腹股沟韧带、髂嵴、耻骨联合等;背后有第12肋骨、肋脊骨、腰椎棘突、髂后上棘等。

2. 分区

有四区法及九区法。四区法是通过脐划一水平线及垂直线,两线相交,将腹部分为四区,即右上腹、右下腹、左上腹和左下腹。九区法是由两侧肋弓下缘及两侧髂前上棘连线为两条水平线,左、右髂前上棘至腹中线的水平线的中点各作一条垂直线,这两条横线与两条垂直线将腹部分成九个部分,即左、右上腹部(季肋部),左、右下腹部(髂窝部),左、右侧腹部(腰部),上腹部、下腹部(耻骨上部)及中腹部(脐部)。各区内包含相应的主要脏器,借以大致标志各脏器的正常位置或病变体征的部位及范围。

(二)视诊

1. 准备

(1)室内应温暖,嘱受检者排空膀胱,取低枕仰卧位,双手自然置于身体两侧,双下肢屈曲,平静呼吸,使腹肌放松。

(2)充分暴露全腹部,上至剑突,下至耻骨联合。

(3)医生应在受检者的右侧,按一定顺序从不同角度和方向进行仔细、全面的观察。

(4)光线要充足、适宜,以自然光为好。从前侧面来的光线对观察搏动、蠕动、包块及某些器官的轮廓较为有利。

2. 视诊内容

(1)腹部外形

正常人腹部平坦或者稍凹陷,两侧对称,有时老年人和消瘦者由于腹肌张力降低而致腹部低平,小儿或体胖者腹部可稍呈圆形而饱满。

观察有无腹部膨隆、腹部凹陷(舟状腹)。测量腹围:以软尺过脐绕行腹部一周,测量其大小,记录单位为厘米。

鉴别局限性包块在腹腔内或在腹壁上,方法是嘱病人两手托头,从仰卧位做起坐动作,使腹壁的肌肉紧张,如包块更为明显,提示包块在腹壁上;反之,如包块变得不清楚或消失,则说明在腹腔内。

(2)呼吸运动

正常男性及儿童主要以腹式呼吸为主,女性主要以胸式呼吸为主。观察呼吸时腹壁运动有无减弱或消失。

（3）腹壁静脉

正常人的腹壁静脉一般不清晰，在消瘦或腹部肤色较浅的人腹壁静脉常隐约可见；在腹壁皮肤薄而松弛的老年人多易见查见，且可突出皮肤，但静脉条数不多，也无迂曲怒张，仍属正常。血流方向亦正常，即脐上以上向上流，脐以下向下流。

腹壁静脉曲张者血流方向的检查方法为：选择一段没有分支的静脉，检查者将右手的中指和示指并拢压在该断静脉上，然后将一只手指沿着静脉紧压且向外移动，将静脉中的血流挤出，到一定距离后抬起一手指，另一手指仍紧压静脉，如果这一段被挤空的静脉很快充盈，则说明血流方向是从抬起的手指一端流向紧压手指一端；如果这一段挤空的静脉不充盈，则说明血流方向是从紧压的手指一端流向抬起的手指一端。用上法交换抬起与紧压静脉的手指，观察血流方向。反复测试即可确定血流方向。

（4）蠕动波

正常人腹部一般看不到胃、肠蠕动波，但在腹壁菲薄或松弛的多产妇及极度消瘦者，偶可看到胃、肠蠕动波。观察胃、肠蠕动波或胃、肠形。

（5）腹壁皮肤

观察有无皮疹、疤痕、色素沉着及紫纹等。

（6）脐

正常人脐与腹壁相平或稍微凹陷，腹壁肥胖者凹陷较深；少年或腹壁菲薄者脐稍突出。观察有无脐疝等。

（7）腹部体毛

正常男性胸骨前的体毛有的向下延伸至脐部。男性阴毛的分布多呈三角形，尖端向上，可沿前正中线向上直达脐部；女性阴毛为倒三角形，上缘为一水平线，下方止于阴阜上缘处，界限清楚。观察阴毛的分布与患者性别是否相符。

（三）听诊

1.肠鸣音

系肠蠕动时肠管内气体和液体随之流动而产生的一种断断续续的咕噜声。正常人4～5次/min；肠鸣音在10次/min以上称为肠鸣音活跃；次数多且肠鸣音响亮、高亢甚至呈叮当声或金属音，称肠鸣音亢进；持续听3～5min以上才听到1次或仍无肠鸣音，则为肠鸣音减弱或消失。

2.振水音

检查振水音时多取仰卧位，检查者将听诊器件置于受检者上腹部或用一耳凑近腹部，然后用稍弯曲的手指连续迅速地冲击上腹部，如听到胃内气体与液体相撞击的声音，即为振水音。有时也可用两手左右摇晃受检者上腹部，将耳凑近上腹部静听有无振水音。正常人若饮入较多量液体后可听到振水音，但若在空腹或停进食后6～8h以上，仍有振水音，则表示胃内有液体潴留。

3.血管杂音

正常人腹部无血管杂音，但妊娠5个月以上的妇女在脐下右或左方可听到胎儿心音。

在肾动脉狭窄患者的脐周围可以听到强弱不一的吹风样杂音；在腹主动脉瘤或腹主动脉狭窄患者的腹部亦可听到吹风样收缩期杂音；对肝硬化、腹壁静脉扩张患者，在脐周围或剑突下部可听到低调的连续性嗡鸣样静脉音，压迫脾时此音可加强。

（四）叩诊

腹部叩诊可用直接叩诊法或间接叩诊法，但一般多采用间接叩诊法。

1. 腹部叩诊

正常腹部除肝、脾所在位置呈浊音或实音外，其他部位均为鼓音。

2. 肝、胆叩诊

肝脏为不含气体器官，未被肺遮盖的部分叩诊呈实音；肝脏上部一部分被肺遮盖，叩诊呈浊音，为肝脏的相对浊音界。叩诊肝脏上、下界时，一般沿右锁骨中线、右腋中线和右肩胛下角线进行叩诊，叩诊肝上界时多由肺区向下叩，当由清音变为浊音时即为肝上界，此处相当于被肺遮盖的肝顶部，称肝脏相对浊音界，再往下叩至变为实音时为肝脏绝对浊音界，为肝脏直接贴近胸壁不被遮盖的部分，继续再往下叩由实音变为鼓音时为肝下界。定肝下界时也可由腹部鼓音区沿右锁骨中线或正中线向上叩，由鼓音变为浊音处即为肝下界。

正常人肝脏在锁骨中线上其上界在第 5 肋间，下界位于右季肋下缘，两者之间的距离约为 9～11cm，在右腋中线上，上界在第 7 肋间，下界相当于第 10 肋骨水平；在右肩胛下角线上，其上界为第 10 肋间。矮胖体型者肝上、下界均可高一个肋间，瘦长者则可低一个肋间。

正常人肝脏及胆囊均无叩击痛。

3. 胃泡鼓音区

又称 Traube 鼓音区，叩诊呈鼓音为胃内含气体所致。其上界为膈肌及肺下缘，右界为肝左缘，左界为脾脏，外形呈半圆形，下界为肋弓。正常人胃泡鼓音区之大小与胃内含气量的多少有关，也受邻近器官和组织的影响。

4. 脾脏叩诊

宜用轻叩诊，正常人在左腋中线上第 9～11 肋骨之间可叩到脾浊音区，其宽度为 4～7cm，前方不超过腋前线。脾浊音区的大小受胃泡和结肠含气量的影响，含气量多时脾浊音区缩小。脾大时，脾浊音区扩大。

5. 肋脊角叩击痛

检查时受检者取坐位或仰卧位，检查者以左手掌平放在受检者的肾区（肋脊角），右手握拳用轻至中等强度的力量向左手背叩击，正常时肾区无叩击痛。

6. 膀胱叩诊

当触诊膀胱不满意时可用叩诊来判断膀胱充盈程度。在耻骨上方进行叩诊膀胱，膀胱空虚时，耻骨上方有肠管存在，叩诊呈鼓音，叩不出膀胱轮廓。当膀胱内有尿液充盈时，耻骨上方叩诊呈圆形浊音区。但应与妊娠的子宫、子宫肌瘤或卵巢囊肿等相区别。

7. 移动性浊音

自腹中部脐水平面开始向患者左侧叩诊，由鼓音变为浊音时，板指固定不动，嘱受检者右侧卧位，再度叩诊，如呈鼓音，表明浊音移动。以同样的方法向右侧叩诊，叩得浊音后嘱受检者左侧卧，以核实浊音是否移动。当腹腔内游离腹水在 1000ml 以上时可查出移动性浊音。

如果腹水量少，用以上方法叩不出，可让受检者站立，则下腹部有积液而呈浊音，液体的上界呈水平线，其上有肠曲浮动，叩之呈鼓音。也可让病人取肘膝位，使腹腔内的液体集中于脐部，此时脐部叩浊，而再变为仰卧位时脐部又呈鼓音。

（五）触诊

1.注意事项

（1）检查者一般取仰卧位，两手平放于躯干两侧，两下肢屈曲并稍分开，张口做腹式呼吸，使腹肌松弛。检查腹部包块时，可取肘膝位；检查肝、脾时，还可取左或右侧卧位；检查肾时，可取坐位和立位。

（2）检查者应位于受检者右侧，并面对受检者。手掌温暖，动作轻柔，由浅入深。一般先从左下腹部开始，循逆时针方向，将腹部各区仔细触诊。若有病变者，先从健康部位开始，再逐渐移向病变区域。边检查边观察受检者的反应与表情。

2.触诊方法

（1）浅部触诊法

检查者将一手轻轻地平放在受检者的部位上，利用指掌关节和腕关节的弹力柔和地进行滑动触摸，借以了解腹壁紧张度，有无压痛、搏动、包块和脏器肿大等。

（2）深部触诊法

检查者一手或两手重叠，由浅入深，逐渐加压借以触诊腹腔内的病变和脏器情况。

1）深部滑动触诊法：检查者以并拢的二、三或四个手指末端逐渐压向腹腔内的脏器或包块。在被触及的脏器或包块上，连同该处的腹壁皮肤一起，做上下或左右的滑动触摸，如为肠管或索条状包块，则应做与其长轴垂直方向的滑动触摸。此法常用于腹腔深部脏器或包块的表面状态、硬度、压痛等的检查。

2）冲击触诊法：又称浮沉触诊法，是以三四个并拢的手指，取适当的角度，置于腹壁的相应部位，做数次（多为两次）急速而有力的冲击动作。此方法仅用于大量腹水的肝、脾或腹腔内包块的触诊。因常使检查者感到不适，故动作应避免用力过猛。

3）深压触诊法：以一两个并拢的手指逐渐深压，探测腹部深处病变的位置，明确有无压痛及压痛点。在深压的基础上迅速将手松开，若疼痛加剧，即为反跳痛。正常人腹部无压痛及反跳痛。

4）双手触诊法：将左手置于受检者的脏器或包块的背后，并将欲检查的部位推向右手方向，右手在前腹壁随呼吸运动进行触诊。此法多用于肝、脾、肾等腹腔内脏器及肿块的触诊。

3.触诊内容

（1）腹壁紧张度

从左下腹开始逆时针方向以浅触诊全腹检查有无肌紧张。

（2）压痛及反跳痛

用手指掌面，从左下腹开始逆时针方向以深压触诊法检查全腹有无压痛及反跳痛。检查反跳痛：于压痛点深触诊，短暂停顿，然后突然松开手指，同时观察受检者面部有无疼痛加剧的表情。以同样手法检查另一部位以做比较。

（3）腹部包块

多采用双手触诊法，顺序同上。在腹部触到包块时，必须注意其部位、大小、表面形态、硬度、活动度、有无压痛、波动性以及与邻近脏器的关系等。正常人腹部无病理性包块，但可触及部分器官。

1）瘦长体型者、经产妇或内脏下垂者可触及右肾下端、肝下缘等。

2）腹肌发达者可触及腹直肌腱划。

3)腹壁薄而松软者,在脐附近深处可触及第3~5腰椎椎体(在腹中线偏左),有搏动(腹主动脉)及轻度压痛。

4)乙状结肠可在左下腹触及,为平滑、稍硬的圆柱状物,无压痛。

5)正常人盲肠多在右下腹触及,活动、光滑,无压痛。

6)横结肠有时可在上腹部触及,为向下弯曲的横行条状物。

(4)液波震颤

当有大量腹水时,用手拍击腹部可有液波震颤(又称波动感)。其检查方法是检查者以左手掌紧贴于受检者的侧腹部,右手拍击对侧,腹水的波动可冲击左手掌而触知液波震颤。为防止腹壁本身的震动传至对侧,可让助手(或患者本人)将一手掌的尺侧缘压在脐部腹正中线上。以此法检查腹水,需有3000~4000ml以上液量才能查出,不如采用移动性浊音的方法敏感。

(5)肝脏触诊

1)检查方法:受检者取仰卧位,两膝关节屈曲使腹壁肌肉松弛,并做较深腹式呼吸,以使肝脏在膈下上下移动。

①多采用单手触诊法,检查者右手四指并拢,掌指关节伸直,与肋缘大致平行地放在右上腹部(或脐右侧)估计肝下缘的下方。触诊时应从髂前上棘连线水平、右腹肌外侧开始,逐渐上移至右季肋缘或自脐水平逐渐上移至剑突,与受检者的呼吸运动密切配合。受检者呼气时,手指压向腹深部;吸气时,手指缓慢抬起,朝肋缘向上迎触下移的肝缘。如此反复进行,右手指逐渐向肋缘移动,直到触到肝缘或肋缘为止,并测量其与肋缘或剑突根部的距离,以厘米(cm)为单位。

②双手触诊法:检查者右手位置同单手法,用左手掌自受检者右腰部的后方向前托起肝脏,左手拇指固定于季肋上,触诊时左手向上推,使肝下缘紧贴前腹壁下移,并限制右下胸扩张,以增加膈下移的幅度,这样吸气时下移的肝脏就更易碰到右手指,可提高触诊的效果。

正常成人的肝脏一般触不到。但在腹壁松软的瘦高者深吸气时可在右锁骨中线肋缘下触及肝下缘,一般不超过1cm;在剑突下亦可触及肝下缘,多在3cm以内。其质地柔软,表面光滑,无压痛。

2)注意事项

①应以示指的桡侧触及肝脏。

②对腹肌发达者,右手离腹直肌外缘稍外处触及肝脏。

③密切配合呼吸动作,吸气时手指上抬的速度一定要落后于腹壁的抬起。

④手指宜放在肝下缘以下部位触诊,避免在肝表面触诊。

⑤如遇腹膜腔积液患者,深触诊法不能触及肝脏时,可应用冲击触诊法。

⑥应与易误为肝下缘的其他腹腔内器官鉴别,如横结肠、右肾(下极)等。

3)描述:触及肝脏时应详细描述其大小、质地、形态、有无压痛及搏动性等。

①大小:肝肿大时,应在右锁骨中线及前正中线上分别记录肝下缘至右肋下缘或剑突的距离,常以厘米(cm)为计量单位。

②质地:肝的质地分为三级,即质软、质韧和质硬。正常肝质软,如口唇和舌样;发生炎症时,肝质韧,如鼻尖;肝硬化时,肝质硬,患肝癌时质最硬,如触前额。患肝脓肿或囊肿时,肝有囊性感或波动感。

③表面状态:包括边缘、表面是否光滑、有无结节等。

④压痛。

⑤搏动:在肝触到搏动时,应注意区分其为单向性还是扩张性。单向性搏动常为传导性搏动,为肝脏传导了其下面的腹主动脉的搏动所致,故两手掌置于肝脏表面有被推向上的感觉。扩张性搏动为肝脏本身的搏动,见于三尖瓣关闭不全,置两手掌于肝脏左、右叶上面,即可感到两手被推向两侧的感觉。

⑥肝震颤:用冲击触诊法触诊肝棘球蚴病(肝包虫病)患者肝脏,当手指深压片刻时可有一种微细的震动感,即为肝震颤。

⑦肝区腹膜摩擦感:检查时将右手的掌面轻贴于肝区,让受检者做腹式呼吸动作,当肝表面和邻近的腹膜有纤维性渗出物而变得粗糙时,两者相互摩擦产生震动,用手触知者称为肝区腹膜摩擦感。

(6)胆囊触诊

胆囊触诊法与肝脏触诊基本相同,可用单手滑行触诊或钩指触诊法。

胆囊触痛检查法:检查者将左手掌平放于受检者的右季肋缘部位,左拇指指腹勾压于右肋下胆囊点处,嘱受检者缓慢深吸气,吸气过程中拇指触及肿大的胆囊,引其疼痛或因疼痛而致吸气中止,称为 Murphy 征阳性。

(7)脾脏触诊

1)检查方法:常用双手触诊法,受检者取仰卧位,两腿屈曲。检查者左手掌置于受检者左腰部第 9 肋至第 11 肋处,试将脾脏从后向前托起,右手掌平放于脐部并与左肋弓大致成垂直方向,以稍微弯曲的手指末端压向腹部深部,并随受检者的腹式呼吸运动,逐渐由下而上移近左肋弓,有节奏地进行触诊。轻度脾脏肿大而仰卧位触不到时,可改为右侧卧位,右下肢屈髋屈膝进行触诊常易触及。

2)脾脏肿大描述:脾脏肿大分轻度、中度及高度。深吸气时脾脏在锁骨中线肋下不超过 2cm 为轻度肿大;超过 2cm 至脐水平线为中度肿大;超过脐水平线或前正中线为高度肿大。中度以上肿大时在其右侧缘常可触到脾切迹,借以与其他包块相区别。

脾脏肿大应测量三条线。

①在左锁骨中线上测量左肋弓缘至脾下缘的距离,即"Ⅰ"线(甲乙线,轻度肿大时仅用此线表示大小);

②左肋弓与左侧锁骨中线交点至最远脾尖端的距离为"Ⅱ"线(甲丙线);

③若脾脏向右侧肿大超过前正中线,为"Ⅲ"线(丁戊线),则测定脾右缘至前正中线的距离,以正号"＋"表示;若未超过前正中线,则以负号"－"表示。

对于脾脏肿大,除注意大小外,还应注意脾脏的表面状态、边缘、硬度及其压痛等。

(8)肾脏触诊

一般用双手触诊法,检查方法为:受检者取仰卧位,检查者位于右侧。检查右肾时检查者以左手掌托住受检者的右侧后腰部,右手掌平放于右侧季肋部,手指方向大致平行于右肋缘进行深部触诊。随着受检者的腹式呼吸运动将右手逐渐压向腹腔深部,同时用左手将后腹壁推向前方,两手互相配合触诊即可触及肾脏。当腹壁较厚或呼吸动作配合不协调,以致右手难以压向后腹壁时,可采取下法触诊:即当受检者吸气时,用左手向前冲击后腰部。如果肾脏下极已移至两手之间,则右手有被肾脏顶举的感觉;亦可用右手相反地向左手做冲击动作,左手指则有被肾脏冲击的感觉。触诊左肾与右肾触诊的方法基本相同,左手托住左侧腰部,右手掌平放于左季肋部进行触诊。正常人一般不能触及肾脏,但在体瘦者有时可触及右肾下端,触及肾脏时受检者带有不适感,甚至恶心。

触诊肿大的肾脏,应注意其大小、形状、硬度、表面形态、移动度和敏感性等。在肾脏或输尿管发生炎症或其他病变时,可有以下压痛点:

1)肋脊点:在脊柱和第 12 肋所形成的夹角处。

2)肋腰点:在第 12 肋和腰肌外缘所成的夹角处。

3)季肋点:在第 10 肋前端。

4)上输尿管点:在脐水平线上腹直肌外缘。

5)中输尿管点:在髂前上棘水平腹直肌外缘,相当于输尿管入骨盆腔之处。

(9)膀胱触诊

一般用单手触诊法,受检者取仰卧屈膝位,检查者位于其右侧,以右手自脐开始向耻骨方向触摸。正常情况下,膀胱空腹时触不到;当膀胱积尿胀大时可在下腹正中触及圆形的包块,有囊样感。

【思考题】

1.正确记录肝、脾大小的方法是什么?

2.腹水检查的方法有哪些?

3.肠鸣音听诊的分级如何?

实验 1.10　脊柱、四肢及神经系统检查

【目的】

1.掌握脊柱和四肢的检查方法。

2.掌握神经系统检查内容、方法及其临床意义。

3.掌握神经反射的检查方法及临床意义。

【方法】

1.观看有关脊柱、四肢及神经系统检查的录像。

2.教师做脊柱、四肢及神经系统检查的示范,指出检查的要点、操作的技巧、阳性体征的标准。

3.学生两人一组互相检查。教师巡回查看指导,并以规范操作纠正学生互检中出现的各种错误。结束时教师进行总结。

【内容】

(一)脊柱

1.脊柱弯曲度

检查方法为用手指沿着脊椎棘突以适当的压力自上向下划压,划压后皮肤逐渐出现一条红线,以此观察脊柱有无侧弯。正常脊柱有四个生理性弯曲,呈"S"状弯曲,即颈椎稍向前突,胸椎向后突,腰椎向前突,无过度前突或后突现象,也无侧弯。

2.脊柱活动度

检查时嘱受检者躯干做前屈、后伸、侧弯及旋转等动作,观察脊柱的活动有无受限。正

常脊柱有一定的活动范围,颈椎可前屈、后伸及左右侧屈各 45°,旋转 60°;腰椎在臀部固定时,可前屈 75°～90°,后伸 30°,左右侧弯各 20°～35°,旋转 45°;胸椎活动度小;骶椎几乎不活动。

3. 脊柱压痛与叩击痛

检查脊柱压痛法时医师用右手拇指自上而下按压每一脊椎棘突。检查脊柱叩击痛一般有两种方法:一为直接用叩诊锤或手指叩击各脊椎棘突,多用于检查胸椎或腰椎;另一种方法为间接叩击法,受检者取端正的坐位,医师用左手掌面放在其头顶,右手半握拳以小鱼际肌部叩击左手背,检查有无叩击痛。

4. 腰椎运动检查方法

(1)俯屈

嘱受检者主动弯腰,双膝伸直,双手尽量触及足趾,观察屈腰程度。正常可弯曲 75°～90°。

(2)仰伸

嘱受检者主动伸腰,尽量后仰,如果需要,检查者站在其背后,固定受检者两侧髋部和骨盆,观察后伸程度,正常约为 30°。

(3)侧弯

按上述方法固定受检者的髋部,让其主动向左、右两侧弯腰,观察其侧弯程度,正常腰椎可向左、右各侧弯约 30°。

(4)旋转

检查者站在受检者身后,按上述方法固定其两侧髋部和骨盆,嘱受检者双肩转向左、右两侧,观察胸、腰椎旋转程度,正常可向两侧旋转各 30°。

(二)四肢

1. 形态

检查时以视诊和触诊为主,两者互相配合。注意检查肩关节、肘关节、腕关节、指关节、髋关节、膝关节、踝关节有无形态异常、肿胀、压痛及波动感等。

若膝关节肿胀应做浮髌试验,以确定有无关节腔积液。其检查方法为:嘱病人仰卧位,并将下肢伸直,医师用左手的拇指和其余四指分别固定于膝关节上方两侧,然后用右手示指将髌骨连续向下按压数次,如压时有髌骨与关节面的撞击感,松开时有髌骨浮起的感觉,即为浮髌试验阳性,说明关节腔内有积液。另外还应注意关节有无脱位、变形等。

检查四肢形态时,应特别注意观察有无膝内、外翻及足内、外翻,有无杵状指、匙状指或爪形手等。同时还应注意有无指端肥大、肌肉萎缩、下肢静脉曲张及水肿等。

2. 功能

(1)上肢检查方法

1)肩关节:嘱受检者一手上举,越过头顶触及对侧耳朵;双手上举,置于枕后;一手沿后背尽量伸至最高点,正常能触及对侧肩胛骨。

2)肘关节:嘱受检者尽量主动屈曲肘关节,使前臂紧靠上臂;嘱尽量主动伸直手臂;嘱两肘弯曲至 90°,肘部靠拢腋下胸壁,两前臂做内、外旋转运动。

3)腕关节:嘱受检者伸出双手,掌心向下,让其手腕尽量主动背伸及向下弯曲。

4)手关节:嘱受检者伸展手指;弯曲近指骨间和远指骨间关节呈爪形;握拳;拇指对掌运动(拇指靠向手掌尺侧缘,其余四指平伸)。

(2)下肢检查方法

1)髋关节:屈髋(嘱受检者尽可能向胸部屈膝,正常约120°);内旋和外旋运动(嘱受检者屈膝屈髋约90°,然后向内旋转其小腿表现为髋关节外旋运动,向外旋转其小腿表现为髋关节内旋运动,正常髋关节内、外旋分别为40°和60°)。

2)膝关节:嘱受检者主动屈曲膝关节,正常约130°。

3)踝关节:嘱受检者双足做主动背屈和跖屈、内翻和外翻,观察踝关节活动。

4)足:嘱受检者主动屈跖、伸跖。

(三)脑神经检查

1.嗅神经

检查前先确定受检者是否鼻通畅、有无鼻黏膜病变。然后嘱其闭目,依次检查双侧嗅觉:先压住一侧鼻孔,以具有特殊气味的物品置于另一鼻孔下,让受检者辨别嗅到的各种气味;然后换另一侧鼻孔进行测试。若表现出嗅觉障碍,则提示同侧嗅神经损害。

2.视神经

对视神经的检查包括视力、视野、眼底检查等。

3.动眼、滑车、展神经

动眼、滑车、展神经这三对脑神经共同支配眼球运动,合称眼球运动神经。检查时需注意眼球运动、瞳孔对光反射、调节反射等。

上睑下垂与眼球运动向内、向上及向下运动受限,均提示动眼神经麻痹;眼球向下及向外运动减弱,提示滑车神经损害;眼球向外转动障碍,提示展神经受损;瞳孔反射异常可由动眼神经或视神经受损所致。

4.三叉神经

(1)三叉神经感觉支

1)面部感觉:嘱受检者闭眼,以针刺检查痛觉,棉絮检查触觉。两侧及内外对比,观察受检者的感觉反应,同时确定感觉障碍区域。

2)角膜反射:嘱受检者睁眼向内侧注视,以捻成细束的棉絮从患者视野外接近并轻触外侧角膜,避免触及睫毛,正常反应为被刺激侧迅速闭眼和对侧也出现眼睑闭合反应,前者称为直接角膜反射,而后者称为间接角膜反射。

(2)三叉神经运动支

检查者双手触按受检者颞肌、咀嚼肌,嘱患者做咀嚼动作,对比双侧肌力强弱。再嘱受检者做张口运动或露齿,以上、下门齿中缝为标准,观察张口时下颌有无偏斜。当一侧三叉神经运动纤维受损时,病侧咀嚼肌肌力减弱或出现萎缩,下颌偏向病侧。

5.面神经

面神经主要支配面部表情肌和具有味觉功能。观察鼻唇沟是否变浅,口角有无低垂或歪向一侧。请受检者露齿、鼓腮、吹口哨,正常时双侧对称。一侧面神经周围性瘫痪表现为病侧额纹减少,不能皱额、闭眼,鼻唇沟变浅,鼓腮时该侧漏气,口角歪向健侧。面神经中枢性瘫痪时,皱额、闭眼不受影响,只出现病灶对侧下半部的面肌瘫痪。面神经损害时,舌前2/3味觉丧失。

6.前庭蜗神经

前庭蜗神经的检查包括听力检查及前庭功能检查。

7.舌咽、迷走神经

询问有无吞咽困难、呛咳,观察悬腭垂是否居中,咽反射及舌后 1/3 味觉是否正常。

8.副神经

检查胸锁乳头肌与斜方肌是否萎缩,嘱受检者做耸肩及转颈运动时,检查者给予一定的阻力,比较两侧肌力是否正常。

9.舌下神经

观察舌肌有无萎缩,伸舌有无偏斜。

(1)中枢性舌瘫

对侧舌肌瘫痪,伸舌偏向病变对侧。

(2)周围性舌瘫

同侧舌肌瘫痪,伸舌偏向病变侧,同侧舌肌萎缩和舌肌颤动。

(四)感觉功能检查

1.浅感觉

(1)痛觉

用大头针针尖轻刺皮肤,询问受检者是否疼痛。注意两侧对称比较,同时记录痛感障碍类型(正常、过敏、减退或消失)与范围。

(2)触觉

用棉签轻划皮肤询问受检者有无感觉。

(3)温度觉

分别用装有冷、热水的试管接触受检者皮肤,让受检者辨别冷、热感。

2.深感觉

(1)运动觉

检查者轻轻夹住受检者的足趾或手指两侧,上或下移动,嘱受检者根据感觉说出运动方向。

(2)位置觉

将受检者肢体摆成某一姿势,让受检者描述姿势或用对侧肢体模仿。

(3)震动觉

将振动的音叉 (128Hz)柄置于骨突出处(如内、外踝,手指,桡尺骨茎突,胫骨,膝盖等),嘱受检者回答有无震动感,并判断两侧有无差异。

3.皮质复合感觉

(1)皮肤定位觉

检查者以手指或棉签轻触受检者皮肤,让受检者指出被触部位。

(2)两点辨别觉

以钝脚分规轻刺皮肤上两点,检查辨别两点的能力,再逐渐缩小两点距离,直到受检者感觉为一点时,测其实际距离,双侧比较。

(3)实体觉

即嘱受检者指出置于其手中物品的形状、质地、轻重,并说出其名称。先试患侧,再试健侧。

(4)体表图形觉

在受检者皮肤上画图形或写简单的字,观察其能否识别,需双侧对照。

（五）运动功能检查

1.肌力

（1）检查方法

嘱受检者做主动肢体伸屈动作,检查者从相反方向测试受检者对阻力的克服力量,并注意两侧对比。

（2）肌力分级法（六级）

0级:完全瘫痪。

1级:肌肉可收缩,但不能产生动作。

2级:肢体在床面上能动,但不能抬离床面。

3级:肢体能抬离床面,但不能抗阻力。

4级:能做抗阻力动作,但较正常较差。

5级:正常肌力。

（3）临床意义

不同程度的肌力减退可分别称为完全性瘫痪和不完全性瘫痪（轻瘫）。不同部位或不同组合的瘫痪可分别命名为:

1）单瘫:单一肢体瘫痪,多见于脊髓灰质炎。

2）偏瘫:为一侧肢体（上、下肢）瘫痪,常伴有同侧脑神经损害,多见于颅内病变或脑卒中。

3）交叉性偏瘫:为一侧偏瘫及对侧脑神经损害。

4）截瘫:双侧下肢瘫痪,是脊髓横贯性损伤的结果,见于脊髓外伤、炎症等。

2.肌张力

指静息状态下的肌肉紧张度。以触摸肌肉的硬度及被动伸屈其肢体时感知的阻力做判断。

（1）肌张力增高

肌肉坚实,伸屈其肢体时阻力增加,可分为以下两种:①痉挛性:在被动伸屈其肢体时,起始阻力大,终末突然阻力减弱,称折刀现象,为锥体束损害现象;②强直性:伸屈肢体时始终阻力增加,称铅管样强直,为锥体外系损害现象。

（2）肌张力降低

肌肉松软,伸屈其肢体时阻力低,关节运动范围扩大,见于周围神经炎、前角灰质炎和小脑病变等。

3.不随意运动

系随意肌不自主收缩所产生的一些无目的的异常动作,多数为锥体外系损害的表现。

（1）震颤

为两组拮抗肌交替收缩引起的不自主动作。可有以下几种类型:

1）静止性震颤:静止时表现明显,而在做意向性动作时则减轻或消失,常伴肌张力增高,见于震颤麻痹。

2）动作性震颤:休息时消失,动作时发生,愈近目的物愈明显,见于小脑疾患。

3）老年性震颤:与震颤麻痹类似,为静止性震颤,发生于老年人,常表现为点头或手抖,通常肌张力不高。

（2）舞蹈样运动

面部肌肉及肢体的快速、不规则、无目的、不对称的运动,类似舞蹈,睡眠时可减轻或消失。

（3）其他

尚有手足徐动、手足搐搦等。

4.共济运动

（1）指鼻试验

受检者先以示指接触距其前方0.5m的检查者的示指,再以示指尖触自己的鼻尖,由慢到快,先睁眼,后闭眼重复进行。小脑半球病变时同侧指鼻不准,如睁眼时指鼻准确,闭眼时出现障碍则为感觉性共济运动失调。

（2）跟-膝-胫试验

受检者仰卧,上抬异常下肢,用足跟碰对侧膝盖,再沿胫骨前缘向下移动,先睁眼,后闭眼重复进行。小脑损害时,动作不准。感觉性共济失调者则闭眼时出现该动作障碍。

（3）其他

1）快复轮替动作:受检者伸直手掌以前臂做快速旋前旋后动作。

2）闭目难立征:受检者足跟并拢站立,闭目,双手向前平伸,若出现身体摇晃或倾斜则为阳性,提示小脑病变。如睁眼时能站稳而闭眼时站立不稳,则为感觉性共济失调。

（六）神经反射检查

1.浅反射

（1）角膜反射

嘱受检者睁眼,眼球向上方注视,医师用细棉絮由外向内轻触一侧角膜,则引起眼睑急促闭合,双眼分别测试,在刺激侧的眼引起闭合,为直接角膜反射;刺激后对侧眼睑也闭合称为间接角膜反射。正常人直接角膜反射与间接角膜反射均存在。凡直接与间接反射均消失者为三叉神经病变;直接反射消失而间接反射存在,为病侧面神经瘫痪。深昏迷患者角膜反射消失。

（2）用钝头竹签分别沿肋缘下、脐平及腹股沟上,由外向内轻划两侧皮肤,若局部腹壁肌肉收缩称腹壁反射存在,分别称为上、中、下腹壁反射。

（3）提睾反射

用钝头竹签由下而上轻划男性股内侧上方皮肤,同侧的提睾肌收缩使睾丸上提,为提睾反射。

（4）跖反射

受检者取仰卧位,下肢伸直,检查者左手持受检者的踝部,右手用钝头竹签划足底外侧,由足跟向前划至小趾跖关节处再转向拇趾侧。正常表现为足趾向跖面屈曲（即Babinski征阴性）。

（5）肛门反射

用大头针轻划肛门周围皮肤,可引起肛门外括约肌收缩。

2.深反射

（1）反射强度分级

0:反射消失。

1+:肌肉收缩存在,但无相应关节活动,为反射减弱。

2+:肌肉收缩并导致关节活动,为正常反射。

3＋:反射增强,可为正常或病理状况。

4＋:反射亢进并伴有阵挛,为病理状况。

(2)检查内容

1)肱二头肌反射:受检者上肢肘部稍微屈曲,并使前臂稍内旋,检查者以左拇指置于受检者的肘部肱二头肌腱上,用叩诊锤叩打该拇指,可使二头肌收缩,前臂快速屈曲。

2)肱三头肌反射:受检者外展前臂,肘部半屈曲,检查者用左手托住其前臂及肘关节,用叩诊锤直接叩击鹰嘴突上方的肱三头肌腱,可使三头肌收缩,前臂伸展。

3)桡骨膜反射:受检者前臂置于半屈半旋前位,检查者以左手托住其前臂,使腕关节自然下垂,以叩诊锤叩击桡骨茎突上方,可使肱桡肌收缩,肘屈及前臂旋前。

4)膝腱反射:受检者取坐位,小腿自然下垂与大腿成直角;或取卧位,检查者用左手托起其膝关节使之屈曲约120°,用叩诊锤叩击髌骨下方股四头肌腱,可引起小腿伸展。

5)跟腱反射:又称踝反射,受检者取仰卧位,髋及膝关节稍屈曲,下肢外旋外展位,检查者用左手托其足掌,使足部背屈成直角,以叩诊锤叩击跟腱,可引起腓肠肌收缩,足向跖面屈曲。

3.病理反射

(1)锥体束征

1)Babinski 征:取位同检查跖反射,用钝头竹签沿足底外侧缘由后向前划至小趾掌关节,再转向拇趾侧。阳性反应为拇趾背伸,其余四趾呈扇形外展。一岁半以前的小儿也可出现 Babinski 阳性,不一定为病理现象。

2)Oppenheim 征:用拇指及示指沿受检者的胫骨前缘用力由上向下滑压,阳性表现同 Babinski 征。

3)Gordon 征:检查时用手以适当的力量捏压腓肠肌,阳性表现同 Babinski 征。

4)Chaddock 征:用钝头竹签在足背外侧缘,从外踝下方开始由后向前划至趾掌关节处为止,阳性表现同 Babinski 征。

5)Gonda 征:将手指置于足外侧的两趾背面,然后向跖面按压,数秒后突然松开,阳性表现同 Babinski 征。

以上 5 种测试方法虽然不同,但阳性表现及临床意义相同,在锥体束损害时呈阳性反应。

6)Hofffmann 征:检查者用左手持受检者腕部,右手以中指及示指夹持受检者的中指,并向手背方向提拉,使腕关节处于轻度过伸位,以拇指迅速弹刮受检者中指指甲末端,若引起拇指及其余四指轻微掌曲反应,为 Hofffmann 征阳性。

7)阵挛:是腱反射亢进的表现,这是牵张某一肌腱后产生的一连串有节律的舒缩运动。

髌阵挛:受检者下肢伸直,检查者用示指及拇指捏住髌骨上缘,并用力向下快速推动数次后仍保持一定推力,若髌骨出现节律性上下运动,即为髌阵挛阳性。

踝阵挛:受检者取仰卧位,下肢髋、膝关节稍屈曲,检查者一手扶持受检者小腿,另一手握住足掌前端,并用力使踝关节背伸。阳性表现为腓肠肌与比目鱼肌发生节律性收缩,足部出现节律性伸屈运动,即为踝阵挛阳性。

(2)脑膜刺激征

1)颈强直:受检者取仰卧位,检查者用手托其枕部,另一手置于胸前做屈颈动作,使之被动屈颈,若被动屈颈时感觉抵抗力增强,且有痛感,为颈强直。

2)Kernig 征:受检者取仰卧位,检查者将其一侧髋和膝关节屈曲成直角,再将其小腿抬高伸膝,正常人膝关节可伸达135°以上。若伸膝受阻且伴疼痛或屈肌痉挛,为阳性。

3)Brudzinski 征:受检者取仰卧位,下肢自然伸直,检查者一手托起受检者枕部,一手置于胸前,然后被动向前屈颈,若膝关节与髋关节有反射性屈曲动作为阳性。

(3)Lasegue 征

为神经根刺激表现。检查时受检者仰卧,两下肢伸直,检查者一手置于膝关节上,使下肢保持伸直,另一手将下肢向上抬起。正常人可使髋关节屈曲至70°以上,若在30°以内即出现沿坐骨神经放射性疼痛则为阳性。可见于坐骨神经痛。

【思考题】

1.肌力如何分级?

2.神经反射有哪些? 有何临床意义?

3.锥体束征包括哪些?

实验 1.11 全身体格检查

【目的】

全面、系统地复习全身体格检查方法,熟悉全身体格检查的基本要求和基本项目。

【方法】

由一名学生或患者作受检者,教师示范全身体格检查并讲解。学生两人一组互相检查。

【内容】

(一)全身体格检查的基本要求

1.全身体格检查的内容既要全面、系统,又要根据患者的具体情况仔细检查重点部位。

2.全身体格检查一般要从头到脚分段进行,同时根据病情有一定灵活性。

3.强调边查边想,并适当与受检者交流,以获取准确信息。

(二)全身体格检查的顺序

1.取卧位时

取卧位时的全身体格检查的顺序为:一般情况和生命体征→头颈部→前、侧胸部（心、肺）→（受检者取坐位）后背部（包括肺、脊柱、肾区、骶部）→（受检者取卧位）腹部→上、下肢→肛门、直肠→外生殖器→神经系统。

2.取坐位时

取坐位时的全身体格检查的顺序为:一般情况和生命体征→上肢→头颈部→后背部（包括肺、脊柱、肾区、骶部）→（受检者取卧位）前、侧胸部（心、肺）→腹部→下肢→肛门、直肠→外生殖器→神经系统(最后站立位)。

(三)全身体格检查的基本项目

1.一般检查及生命体征

(1)准备和清点器械

(2)自我介绍(说明姓名、职称,并进行简短交谈)

(3)观察发育、营养、面容、表情和意识等一般状态

（4）当受检者在场时洗手

（5）测量体温（腋温，10min）

（6）触诊桡动脉至少 30s

（7）用双手同时触诊双侧桡动脉，检查其对称性

（8）计数呼吸频率至少 30s

（9）测右上肢血压两次

2. 头颈部

（10）观察头部外形、毛发分布、异常运动等

（11）触诊头颅

（12）视诊双眼及眉毛

（13）分别检查左、右眼的近视力（用近视力表）

（14）检查下眼睑结膜、球结膜和巩膜

（15）检查泪囊

（16）翻转上睑，检查上睑、球结膜和巩膜

（17）检查面神经运动功能（皱眉、闭目）

（18）检查眼球运动（检查六个方向）

（19）检查瞳孔直接对光反射

（20）检查瞳孔间接对光反射

（21）检查集合反射

（22）观察双侧外耳及耳后区

（23）触诊双侧外耳及耳后区

（24）触诊颞颌关节及其运动

（25）分别检查双耳听力（摩擦手指，或用手表音）

（26）观察外鼻

（27）触诊外鼻

（28）观察鼻前庭、鼻中隔

（29）分别检查左、右鼻道通气状态

（30）检查上颌窦，有无肿胀、压痛、叩痛等

（31）检查额窦，有无肿胀、压痛、叩痛等

（32）检查筛窦，有无压痛

（33）检查口唇、牙齿、上腭、舌质和舌苔

（34）借助压舌板检查颊黏膜、牙齿、牙龈、口底

（35）借助压舌板检查口咽部及扁桃体

（36）检查舌下神经（伸舌）

（37）检查面神经运动功能（露齿、鼓腮或吹口哨）

（38）检查三叉神经运动支（触双侧嚼肌，或以手对抗张口动作）

（39）检查三叉神经感觉支（上、中、下三支）

（40）暴露颈部

（41）检查颈部外形和皮肤、颈静脉充盈和颈动脉搏动情况

（42）检查颈椎屈曲及左、右活动情况

（43）检查副神经（耸肩及对抗头部运动）

（44）触诊耳前淋巴结

（45）触诊耳后淋巴结

（46）触诊枕后淋巴结

（47）触诊颌下淋巴结

（48）触诊颏下淋巴结

（49）触诊颈前淋巴结浅组

（50）触诊颈后淋巴结

（51）触诊锁骨上淋巴结

（52）触诊甲状软骨

（53）触诊甲状腺峡部（配合吞咽）

（54）触诊甲状腺侧叶（配合吞咽）

（55）分别触诊左、右颈总动脉

（56）触诊气管位置

（57）听诊颈部（甲状腺、血管）杂音

3. 前侧胸部

（58）暴露胸部

（59）观察胸部外形、对称性、皮肤和呼吸运动等

（60）触诊左侧乳房（四个象限及乳头）

（61）触诊右侧乳房（四个象限及乳头）

（62）用右手触诊左侧腋窝淋巴结

（63）用左手触诊右侧腋窝淋巴结

（64）触诊胸壁弹性、有无压痛

（65）检查双侧呼吸动度（上、中、下，双侧对比）

（66）检查双侧触觉语颤（上、中、下，双侧对比）

（67）检查有无胸膜摩擦感

（68）叩诊双侧肺尖

（69）叩诊双侧前胸和侧胸（自上而下，由外向内，双侧对比）

（70）听诊双侧肺尖

（71）听诊双侧前胸和侧胸（自上而下，由外向内，双侧对比）

（72）检查双侧语音共振

（73）观察心尖、心前区搏动，切线方向观察

（74）触诊心尖搏动（两步法）

（75）触诊心前区

（76）叩诊左侧心脏相对浊音界

（77）叩诊右侧心脏相对浊音界

（78）听诊二尖瓣区（频率、节律、心音、杂音、摩擦音）

（79）听诊肺动脉瓣区（心音、杂音、摩擦音）

(80)听诊主动脉瓣区(心音、杂音、摩擦音)

(81)听诊主动脉瓣第二听诊区(心音、杂音、摩擦音)

(82)听诊三尖瓣区(心音、杂音、摩擦音)

上述心脏听诊先用膜型体件,再酌情用钟型体件补充

4. 背部

(83)请受检者坐起

(84)充分暴露背部

(85)观察脊柱、胸廓外形及呼吸运动

(86)检查胸廓活动度及其对称性

(87)检查双侧触觉语颤

(88)检查有无胸膜摩擦感

(89)请受检者双上肢交叉

(90)叩诊双侧后胸部

(91)叩诊双侧肺下界

(92)叩诊双侧肺下界移动度(肩胛线)

(93)听诊双侧后胸部

(94)听诊有无胸膜摩擦音

(95)检查双侧语音共振

(96)触诊脊柱有无畸形、压痛

(97)直接叩诊法检查脊椎有无叩击痛

(98)检查双侧肋脊点和肋腰点有无压痛

(99)检查双侧肋脊角有无叩击痛

5. 腹部

(100)正确暴露腹部

(101)请受检者屈膝、放松腹肌、双上肢置于躯干两侧,平静呼吸

(102)观察腹部外形、对称性、皮肤、脐及腹式呼吸等

(103)听诊肠鸣音至少 1min

(104)听诊腹部有无血管杂音

(105)叩诊全腹

(106)叩诊肝上界

(107)叩诊肝下界

(108)检查肝脏有无叩击痛

(109)检查移动性浊音(经脐平面先左后右)

(110)浅触诊全腹部(自左下腹开始,逆时针)

(111)深触诊全腹部(自左下腹开始,逆时针)

(112)训练患者作加深的腹式呼吸两三次

(113)在右锁骨中线上单手法触诊肝脏

(114)在右锁骨中线上双手法触诊肝脏

(115)在前正中线上双手法触诊肝脏

(116)检查肝颈静脉反流征

(117)检查胆囊点有无压痛

(118)双手法触诊脾脏

(119)如未能触及脾脏,嘱受检者右侧卧位,再触诊脾脏

(120)双手法触诊双侧肾脏

(121)检查腹部触觉(或痛觉)

(122)检查腹壁反射

6.上肢

(123)正确暴露上肢

(124)观察上肢皮肤、关节等

(125)观察双手及指甲

(126)触诊指间关节和掌指关节

(127)检查指间关节运动

(128)检查上肢远端肌力

(129)触诊腕关节

(130)检查腕关节运动

(131)触诊双肘鹰嘴和肱骨髁状突

(132)触诊滑车上淋巴结

(133)检查肘关节运动

(134)检查屈肘、伸肘的肌力

(135)暴露肩部

(136)视诊肩部外形

(137)触诊肩关节及其周围

(138)检查肩关节运动

(139)检查上肢触觉(或痛觉)

(140)检查肱二头肌反射

(141)检查肱三头肌反射

(142)检查桡骨骨膜反射

(143)检查 Hoffmann 征

7.下肢

(144)正确暴露下肢.

(145)观察双下肢皮肤、外形等

(146)触诊腹股沟区有无肿块、疝等

(147)触诊腹股沟淋巴结横组

(148)触诊腹股沟淋巴结纵组

(149)触诊股动脉搏动,必要时听诊

(150)检查髋关节屈曲、内旋、外旋运动

(151)检查双下肢近端肌力(屈髋)

(152)触诊膝关节和浮髌试验

(153)检查膝关节屈曲运动

(154)检查髌阵挛

(155)触诊踝关节及跟腱

(156)检查有无凹陷性水肿

(157)触诊双足背动脉

(158)检查踝关节背屈、跖屈活动

(159)检查双足背屈、跖屈肌力

(160)检查踝关节内翻、外翻运动

(161)检查屈趾、伸趾运动

(162)检查下肢触觉(或痛觉)

(163)检查膝腱反射

(164)检查跟腱反射

(165)检查 Babinski 征

(166)检查 Chaddock 征

(167)检查 Oppenheim 征

(168)检查 Gordon 征

(169)检查 Kernig 征

(170)检查 Brudzinski 征

(171)检查 Lasegue 征

(172)检查踝阵挛

8.肛门直肠(仅必要时检查)

(173)嘱受检者左侧卧位,右腿屈曲

(174)观察肛门、肛周、会阴区

(175)戴上手套,示指涂以润滑剂行直肠指检

(176)观察指套是否有分泌物

9.外生殖器检查(仅必要时检查)

(177)解释检查必要性,消除顾虑,保护隐私

(178)确认膀胱已排空,受检者仰卧位

男性:

(179)视诊阴毛、阴茎、冠状沟、龟头、包皮

(180)视诊尿道外口

(181)视诊阴囊,必要时做提睾反射

(182)触诊双侧睾丸、附睾、精索

女性:

(179)视诊阴毛,阴阜,大、小阴唇,阴蒂

(180)视诊尿道口及阴道口

(181)触诊阴埠,大、小阴唇

(182)触诊尿道旁腺、巴氏腺

10.共济运动、步态与腰椎运动

(183)请受检者站立

(184)指鼻试验(睁眼、闭眼)

(185)检查双手快速轮替动作

(186)检查 Romberg 征(闭目难立征)

(187)观察步态

(188)检查屈腰运动

(189)检查伸腰运动

(190)检查腰椎侧弯运动

(191)检查腰椎旋转运动

【思考题】

不同体位时全身体格检查的顺序如何?

第二部分 实验诊断学

实验 2.1 毛细血管采血法

【目的】

掌握毛细血管采血法(collection of capillary blood),了解不同部位采血对检验结果的影响。

【原理】

用采血针刺破毛细血管,待血液自然流出后,用微量吸管吸取所需量的血液。

【试剂】

75%酒精棉球。

【器材】

一次性消毒采血针、一次性微量吸管、无菌干棉球。

【内容】

1.准备

对接微量吸管和乳胶吸头,并检查连接处是否漏气。

2.按摩

轻轻按摩受检者左手无名指指尖内侧,使局部组织自然充血。

3.消毒

用 75%酒精棉球消毒采血部位皮肤,待干。

4.针刺

用左手拇指和食指捏紧采血部位,使其皮肤和皮下组织绷紧,右手持一次性消毒采血针迅速刺入,深度 2～3mm,立即出针。

5.拭血

待血液流出后,用无菌干棉球擦去第 1 滴血。

6.吸血

血液自然流出后,用微量吸管吸血至刻度,然后用无菌干棉球压住伤口止血。如血流不畅,可以用左手自采血部位远端向指尖稍施压使血液流出。

【注意】

1.所选择的采血部位皮肤应完整,避开烧伤、冻疮、发绀、水肿或炎症等部位。除特殊情况外,不要在耳垂采血。半岁以下婴儿由于手指小,可从拇指、脚趾或足跟内、外侧缘采血。严重烧伤者可选皮肤完整处采血。

2.本实验具有创伤性,必须严格按无菌技术操作,防止采血部位感染。必须做到一人一针,避免交叉感染。

3.消毒皮肤后,应待乙醇挥发后采血,否则流出的血液会四处扩散而不成滴,并会发生溶血。

4.进出针要迅速且有足够的深度,稍加挤压以血液能流出为宜。

5.因第 1 滴血混有组织液,应拭去。如血流不畅切勿用力挤压,以免造成组织液混入,影响结果准确性。

6.在进行多项检查时,采集血液标本的顺序为:血小板计数、红细胞计数、血红蛋白测定、白细胞计数、白细胞分类。

7.在采集标本前,应使患者尽量保持平静,减少运动,住院患者应尽量在早晨卧床时采血。尽量避免药物及饮食对检验结果的影响,不能停这些药物时,分析结果时应考虑这些因素对检验结果的影响。

【评价】

毛细血管采血法操作方便,用血量少,适用于各种微量检查法。它可满足对红细胞、白细胞、血小板及血红蛋白等项目的定量检查,但不能重复测定。由于毛细血管血可被组织液稀释,如操作不当可造成血细胞计数偏低。采血部位多用指尖和足跟等部位,如非特殊情况不要在耳垂采血。在耳垂处采血,虽痛感较轻,但因耳垂末梢血循环较差,血细胞容易停滞,常造成红细胞、白细胞、血红蛋白和血细胞比容等的结果比静脉血高,且严寒、炎热等情况时会造成计数值波动较大。在无名指内侧采血,虽痛感较强,但能获得较充足的血量,检测结果比较恒定,与静脉血之间差异较小。

【思考题】

试述毛细血管采血的注意事项。

实验 2.2　真空采血法

【目的】

掌握真空采血系统进行静脉采血的方法,即真空采血技术(venous blood collection by vacuum tube),以及无菌操作技术。

【原理】

采用特制的双向针,一端针头刺入血管,另一端针头刺入管盖进入真空采血管,血液即可因采血管内真空负压而流入管内。

【试剂】

2%碘酒。

【器材】

双向针、真空采血管、持针器、压脉带、垫枕、消毒干棉球。

【内容】

1.准备采血用品

准备真空采血组件,包括双向针、持针器和真空采血管,还有其他必须用品,如碘酒、压脉带、垫枕、消毒棉球等。

2.准备双向针

双手握住双向针两端的针套并反向拧开,除去白色针帽,暴露双向针后端(带弹性胶套的一端)。将双向针后端按顺时针方向旋入持针器中,彩色针套仍保护针头前端,避免细菌污染。

3.选择静脉

受检者取坐位,前臂水平伸直置于桌面垫枕上或自然下垂。暴露穿刺部位,选择容易固定、明显可见的肘前静脉或贵要静脉。

4.扎压脉带

在采血部位上端约6cm处扎紧压脉带,并嘱受检者反复握拳几次后紧握拳头,使静脉充盈显露。

5.消毒

用碘酒棉球自所选静脉穿刺处从内向外、顺时针方向消毒皮肤,待干。

6.穿刺

拔除彩色针头护套,暴露双向针前端。以左手拇指固定穿刺部位下端,右手拇指在上,其余各指在下,握住持针器,使针头斜面向上,沿静脉走向使针头与皮肤成15°角斜行快速刺入皮肤。此时,在可见回血双向针的中部透明回血腔内,可以立即清晰看到回血,表明针头穿破静脉壁进入静脉腔。

7.采血

将真空采血管标签朝下置入持针器中,左手食指和中指持住持针器后端的凸缘,拇指推采血管底,将采血针推到持针器顶端,使双向针后端针尖穿透采血管胶塞,静脉血在负压的吸引下流入采血管中。

8.一针多管采集

当管内真空耗净,血流便停止,此时用左手拇指和中指捏住试管下部,用食指推持针器的凸缘,使管塞脱离采血针后端的针头,然后将试管从持针器取出,并按要求混匀标本。若需其他类型的样本,则重复7的操作。

9.混匀

在取下采血管的同时,立即将该采血管轻轻颠倒混匀5~8次,使试管内预置的添加剂与血样充分混匀,但不可剧烈晃动以免造成标本溶血。真空采血过程见图2.2.1。

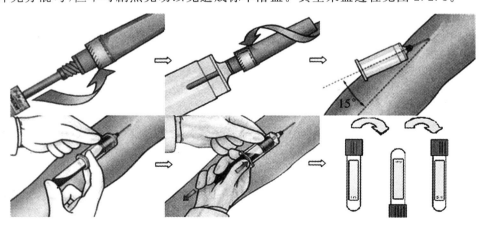

图2.2.1 真空采血过程

10.拔针

采血完毕后,先将最后一支采血管脱离持针器,混匀。以消毒干棉球按压针孔,然后将针头由静脉拔出,嘱受检者继续按压数分钟,以防出血。

11.弃置废物

采血完毕后,建议采用专业的针头收容盒以弃置污染针头。严禁用手拔除针头。若持针器被血液污染,应立即停止使用并严格消毒。

【注意】

1.采血管通常为塑料材质,内壁硅化,头盖为安全头盖,防止开启时手碰到血。内部已经预置了真空和添加剂,不同的添加剂对应不同的头盖颜色,详见表2.2.1。

表 2.2.1 常用试管类型和用途

试管颜色	添加剂	标本	用 途
绿色(需氧)/黄色(厌氧)	营养成分	全血	细菌、真菌、结核、厌氧等培养
蓝色	枸橼酸盐(1:9)	血浆	凝血功能检查
黑色	枸橼酸盐(1:4)	全血	血沉
红色	无	血清	配血或血交叉检查
内黄外红或黄色	促凝剂、分离胶	血清	生化或免疫类检查
绿色	肝素	全血	血气分析、红细胞脆性试验等
紫色(或白色)	乙二胺四乙酸(EDTA-K$_2$)	全血	紫色用于血常规,白色用于血黏液、体液常规检查
灰色	草酸盐、氟化钠	血浆	葡萄糖、糖化血红蛋白

2.双向针分为可见回血双向针、不可见回血双向针、蝶翼针。可见回血双向针具有专门的回血观察窗,观察回血灵敏,可降低操作难度。不可见回血双向针需要采血员根据经验判断是否进入静脉。蝶翼采血针由于其中间软管的死腔较大,造成采血量不准确,故只适用于躁动病人、采血后输液的病人以及血培养的采集。

3.若使用不可见回血双向针,只有当推上采血管以后,才能看到回血。若此时仍未见回血,可在皮下移动寻找静脉,一旦针头进入静脉,即可见回血。若始终未见回血,则应先取出采血管,然后拔出双向采血针,重新更换采血部位。

4.临床常规采集多管标本时,应按如下顺序:微生物学无菌标本(血培养瓶/管)→枸橼酸钠抗凝血标本(蓝头管)→枸橼酸钠抗凝血标本(黑头管)→无添加剂血标本(红头管)→含促凝剂血标本(黄头管或红黄头管)→肝素抗凝血标本(绿头管)→EDTA-K$_2$抗凝血标本(紫头管)→氟化钠抗凝血标本(灰头管),见图2.2.2。

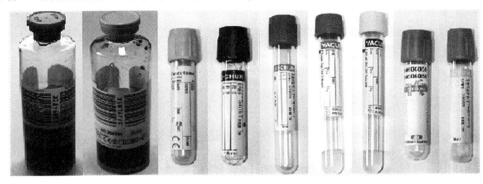

图 2.2.2 多管时的标本采集次序(从左到右)

【评价】

真空采血法和以往开放式采血法相比较有以下优点：

①简便快捷安全，预先添加各种添加剂，无需临时配制，满足临床多种试验所需。一针多管，减少重复操作，减轻患者痛苦。②实现采血与检验一管操作，直接上机，节省检验操作时间，同时避免了对医护人员的感染和患者血标本间的交叉污染。③无菌程度高，血液污染概率小，对检验结果的干扰小。④对于需用血清检验的项目，可采用含促凝剂带有分离胶的真空采血管，能快速分离血清，加快检验速度。⑤一次性真空采血法直接将血液注入采血管，省略了血液在注射器针筒内停留以及从针筒转移至采血管这两个过程，也避免了传统方法中因注射器将血液打入试管所引起的有形成分的改变。

【思考题】

1. 试述真空采血法的优点。

2. 试述真空采血时的分管次序及理由。

实验 2.3　红细胞计数

【目的】

熟悉手工法红细胞计数(red blood cell count)的原理和方法，掌握红细胞计数的参考范围及临床意义。

【原理】

用等渗稀释液将血液按一定比例稀释，充入计数池后，在显微镜下计数一定区域内的红细胞数，经换算可求出每升血液中的红细胞数量。

【试剂】

赫姆(Hayem)氏液：氯化钠(NaCl) 1.0g，结晶硫酸钠($Na_2SO_4 \cdot 10H_2O$) 5.0g(或无水硫酸钠 2.5g)，氯化汞 0.5g，加蒸馏水至 200ml。

【器材】

显微镜、牛鲍(Neubauer)氏血细胞计数板、采血针、酒精棉球、消毒干棉球、小试管、微量吸管。

【内容】

1. 准备

取 1 支小试管，准确加入 2.0ml 红细胞稀释液。

2. 制备悬液

采集末梢血，用微量吸管吸取血液 $10\mu l$，擦去微量吸管尖外的余血，将吸管插入盛有 2.0ml 稀释液的试管底部，轻轻将血液放出，并吸取上清液清洗吸管两三次，立即混匀。

3. 清洁

将计数池及专用盖玻片用软布或软纸擦干净，再将盖玻片覆盖在计数池上。

4. 充池

将小试管中的红细胞悬液混匀，用吸管吸取已混匀的悬液 $10\mu l$ 左右，充入清洁、干燥的计数板的计数池中。在室温下静置 1~2min，待红细胞完全下沉。

5. 计数

将血细胞计数板置于显微镜下，用低倍镜观察计数池内红细胞分布状况是否均匀，如红细胞分布均匀,即可用高倍镜进行计数,见图2.3.1。计数中央大方格中的四个角上的和中心的5个中方格的红细胞总数。为准确计数,对于压线的细胞,遵循数上不数下、数左不数右的原则;对于区域中的细胞,计数时按弓形曲线顺序进行,不要漏数或重复计数。

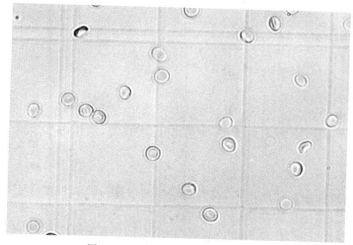

图 2.3.1 计数板下的红细胞形态

6.计算

$$红细胞数(/L)=N×5×10×200×10^6$$

式中:N表示5个中方格内数得的红细胞数;

×5表示将5个中方格红细胞数换算为1个大方格红细胞数;

×10表示由于1个大方格的容积是0.1μl,将1个大方的红细胞数换算成1μl稀释液中的红细胞数;

×200为血液稀释比例,将1μl稀释液中的红细胞数换算成1μl血液中的红细胞数;

×10^6表示将1μl血液中的红细胞数换算成1L血液中的红细胞数。

【注意】

1.在计数板充池前,红细胞悬液要充分混匀,但动作要轻,避免出现气泡。

2.计数板所用的盖玻片要平整,厚度合适。注意充池的液量要适宜,使之恰好充满,既不可有液体溢出,也不能灌不满或有空泡。

3.计数池内的细胞分布应均匀,一般情况下各中方格间的细胞数相差不超过±10%,否则应重新充池。

4.显微镜查看视野时,应从上往下移,物镜接近计数板时应注意,勿损坏盖玻片、计数板和镜头。

5.计数不准确的常见原因有:

(1)采血不符合要求,如局部皮肤水肿、发绀、冻疮、炎症、穿刺过浅、过度挤压等。

(2)稀释液量不准,特别是在夏天,稀释液放置过久,水分蒸发。

(3)红细胞悬液混匀不均匀。

(4)计数池充池不均匀,或充满后移动盖玻片。

(5)计数时对压在线上的红细胞,未按压线红细胞计数原则进行计数,造成遗漏或重复。

（6）当白细胞极度增多时,将使红细胞计数结果假性偏高,故应对红细胞计数结果进行校正。校正公式如下：

校正后红细胞计数结果＝校正前红细胞计数结果－白细胞计数结果

【参考】

成年男性：$(4.0\sim5.5)\times10^{12}/L$；

成年女性：$(3.5\sim5.0)\times10^{12}/L$；

新生儿：$(6.0\sim7.0)\times10^{12}/L$。

【意义】

1.红细胞增多

（1）相对性增多

如剧烈呕吐、严重腹泻、大面积烧伤、大量出汗、多尿等,使体内水分丧失过多,导致血液浓缩。

（2）绝对性增多

多由于缺氧而致红细胞代偿增多,红细胞增多的程度与缺氧程度成正比,少数病例是由造血系统疾病所致。①生理性增多：见于胎儿、新生儿、高原地区居民。当剧烈的体力劳动和体育活动后,情绪激动时,红细胞也可暂时性增多。②病理性增多：见于慢性心肺功能不全疾病患者,如肺气肿、肺源性心脏病及某些紫绀型先天性心脏病等。此外,真性红细胞增多症时,红细胞增多可达$(7.0\sim10.0)\times10^{12}/L$。

2.红细胞减少

（1）生理性减少

见于妊娠中、晚期和肝硬化时,血容量增加,血液稀释,红细胞相对减少。

（2）病理性减少

是指血中红细胞绝对数量减少。见于造血功能障碍、造血原料供应不足、红细胞丢失和破坏过多等原因引起的各种贫血。

【评价】

该法操作简单,不需要昂贵的设备,试剂廉价易得,尤其便于基层实验室使用。缺点是检测速度及精密度不及仪器法,已不适合大批量标本检查的需求。但其仍作为校正仪器的手段之一,同时还是核对异常标本(如细胞大小、形态改变)检查结果是否准确的方法。

【思考题】

1.用显微镜观察计数红细胞时,为保证结果准确应注意什么？

2.在实际操作中,所谓红细胞计数是否就是计数的单位体积全血中红细胞的数量？为什么？

附　牛鲍氏血细胞计数板的结构

血细胞计数板为一厚质玻璃板,中央由H形凹槽分为两个相同的计数池,见图2.3.2。在各池的平面玻璃上,精密地刻有$9mm^2$面积的刻度,盖上盖玻片后,因有空间,形成刻度域内的标准体积。池中刻度分为9个大方格,每个大方格长、宽各1mm,面积$1mm^2$。4个角的大方格都用单线划分为16个中方格,为计数密度小的白细胞用。中央的一个大方格,用双线划分为25个中方格,每个中方格又被单划线分为16个小方格,共有400个小方格,为计数密度大的红细胞用。将盖玻片盖于计数池的两侧支柱上,盖玻片与计数池间形成 0.1mm 高度的缝隙,冲入细胞悬液后,即成每个大方格为 0.1mm³ 的体积,容量为 0.1μl。

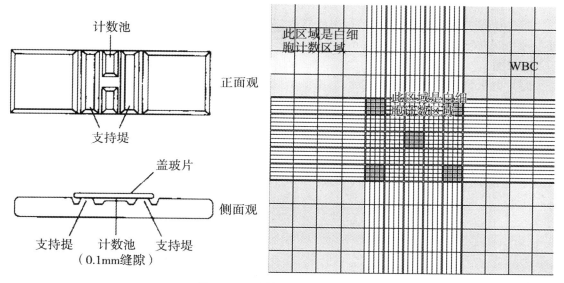

图 2.3.2　牛鲍氏血细胞计数板

实验 2.4　白细胞计数

【目的】

熟悉白细胞计数(white blood cell count)的原理与方法,掌握白细胞计数的参考范围及临床意义。

【原理】

血液经白细胞稀释液(稀乙酸溶液)定量稀释,同时,成熟的无核红细胞被破坏,在计数池内计数规定区域内的白细胞,即可换算出每升血液中的白细胞数。

【试剂】

白细胞稀释液:2%冰乙酸溶液,加 10g/L 结晶紫 3 滴。

【器材】

显微镜、牛鲍(Neubauer)氏血细胞计数板、采血针、酒精棉球、消毒干棉球、小试管、微量吸管。

【内容】

1. 准备

取 1 支小试管,准确加入 0.38ml 白细胞稀释液。

2. 制备悬液

采集毛细血管血,用微量吸管吸取血液 20μl,擦去微量吸管尖外的余血,将吸管插入盛有 0.38ml 稀释液的试管底部,轻轻将血液放出,并吸取上清液清洗吸管两三次,然后彻底混匀,待细胞悬液完全变成棕褐色。

3.清洁

将计数池及专用盖玻片用软布或软纸擦干净,再将盖玻片覆盖于计数池上。

4.充池

将小试管中的白细胞悬液混匀,用吸管吸取已混匀的悬液,充入清洁、干燥的计数板的计数池中。在室温下静置 1～2min,待白细胞完全下沉。

5.计数

将计数板置于显微镜的载物台上,用低倍镜计数 4 个角大方格中的白细胞总数。光线要暗,显微镜微调,白细胞像黑色蚂蚁在睡觉,见图 2.4.1。为保证计数准确,对于压线的细胞,遵循数上不数下、数左不数右的原则。

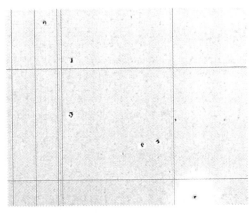

图 2.4.1 低倍镜下白细胞形态

6.计算

$$白细胞(/L) = N/4 \times 10 \times 20 \times 10^6 = N/20 \times 10^9$$

式中:N 表示 4 个大方格内数得白细胞总数;

$N/4$ 表示将 4 个大方格内的白细胞总数换算成 1 个大方格内的白细胞数;

$\times 10$ 表示由于 1 个大方格的容积是 $0.1\mu l$,将 1 个大方格内的白细胞数换算成 $1\mu l$ 稀释液中的白细胞数;

$\times 20$ 表示血液稀释比例,将 $1\mu l$ 稀释液中的白细胞数换算成 $1\mu l$ 血液中的白细胞数;

$\times 10^6$ 表示将 $1\mu l$ 血液中的白细胞数换算成 1L 血液中的白细胞数。

【注意】

1.吸取稀释液和血液时要准确无误。

2.在计数板充池前,白细胞悬液要充分混匀,但动作要轻,避免出现气泡。

3.计数板所用的盖玻片要平整、厚度合适。注意充池的液量要适宜,使之恰好充满,既不可有液体溢出,也不能灌不满或有空泡。

4.计数池内的细胞分布应均匀,一般情况下,白细胞计数在正常范围时,各大方格间的细胞数不得相差 10 个以上,否则应重新充池。

5.白细胞数少于 $2.0 \times 10^9/L$ 者,应计数双侧两个计数池白细胞计数区域内的细胞,或以 $40\mu l$ 血液做 1:10 稀释,将所得的细胞数除 2 即可。白细胞数太高者,可扩大血液的稀释倍数,同理按稀释倍数换算出结果。

6.白细胞稀释液不能溶解有核红细胞。如血液涂片做白细胞分类计数时发现有核红细胞较多,则应进行修正。校正公式为:

$$校正后的白细胞数(/L) = \frac{100}{100 + 有核红细胞数} \times 校正前白细胞数$$

【参考】

新生儿:$(15.0 \sim 20.0) \times 10^{12}/L$;

6 个月～2 岁:$(11.0 \sim 12.0) \times 10^{9}/L$;

成人:$(4.0 \sim 10.0) \times 10^{9}/L$。

【意义】

生物变异是人体体液物质围绕体内环境稳定调节点的自然波动过程,包括日、月、季节的生物变异。外周血白细胞数量的变化受不同生理状态和许多病理因素的影响。WBC 的生物变异是 10.9%,其改变的临床意义需结合白细胞分类计数结果进行具体分析。一般认为,白细胞总数高于 $10.0 \times 10^{9}/L$ 称为白细胞增多(leukocytosis);低于 $4.0 \times 10^{9}/L$ 称为白细胞降低(leukopenia),通常将其降低的临界值定为$(2.5 \sim 4.0) \times 10^{9}/L$。

【评价】

白细胞手工显微镜计数法是白细胞计数的基本方法,所需设备简单,费用低廉,简便易行,适用于基层单位和分散检测,在规范的条件下可用于校准血细胞分析仪。但该法操作费时,受微量吸管和计数板的质量、细胞分布误差以及操作者技术水平等因素的影响,精密度和准确度相对较低,需加强质量控制。

【思考题】

1. 某标本白细胞为 $11.0 \times 10^{9}/L$,分类 100 个白细胞见到 10 个有核红细胞,试计算白细胞的实际数目。

2. 某同学在进行白细胞计数时,一次计得四大格白细胞数最多为 46,最少为 32,试判断该同学考评结果如何。

实验 2.5　血红蛋白测定

【目的】

熟悉血红蛋白(hemoglobin,Hb)测定的方法和原理,掌握血红蛋白测定的参考范围和临床意义。

【原理】

血红蛋白被高铁氰化钾氧化为高铁血红蛋白,再与氰结合成稳定的棕红色氰化高铁血红蛋白,在 540nm 波长和规定液层厚度条件下,具有一定的吸光系数,根据吸光度,即可求得血红蛋白浓度。

【试剂】

HiCN 转化液(文-齐液):氰化钾(KCN)50mg,高铁氰化钾 $K_3Fe(CN)_6$ 200mg,无水磷酸二氢钾(KH_2PO_4)140mg,非离子表面活性剂(TritonX-100)1.1ml,加蒸馏水至 1L。棕色玻璃试剂瓶避光保存。

【器材】

采血器具、大试管、微量吸管、721 分光光度计、5ml 移液管。

【内容】

1. 血红蛋白转化

取 HiCN 转化液 5.0ml,用微量吸管取末梢血 20μl,加入转化液中,充分混匀静置 5min,使之充分反应。

2. 比色

用 721 分光光度计,在波长 540nm 处,以转化液作空白调零,测定吸光度(A)。

3. 计算

$$Hb(g/L) = A_{\lambda540} \times HiCN/44 \times 64458/1000 \times 251 = A \times 367.7$$

【注意】

1. 血红蛋白转化液中所含的氰化钾(KCN)为剧毒化合物,在配置和保存过程中,应严防其污染,避免其入口。

2. 血红蛋白转化液不能贮存在塑料瓶中,否则会使 CN^- 丢失,导致测定结果偏低。

3. 比色后的废液可按每升加次氯酸钠溶液约 35ml,敞开过夜,待氰化钾氧化成 CO_2 和 N_2 而挥发,再将废液排入下水道。

4. 使用分光光度计前需校正仪器。

【参考】

成年男性:120~160g/L;

成年女性:110~150g/L;

新生儿:170~200g/L。

【意义】

血红蛋白测定较红细胞计数更多地应用于贫血的诊断与疗效观察。结合红细胞计数结果和血细胞比容测定可进行红细胞平均值计算和红细胞形态分析。

【评价】

HiCN 法为手工及血液分析仪检测血红蛋白的参考方法。另外,血红蛋白检测的方法还有十二烷基硫酸钠血红蛋白(SDS - Hb)、碱羟高铁血红素(AHD₅₇₅)、叠氮高铁血红蛋白(HiN₃)、溴代十六烷基三甲胺(CTAB)等测定方法。HiCN 法的优点为:操作简便、快速(5min);反应彻底(除 HbS 外,可将其他血红蛋白全部转化),结果稳定可靠;试剂容易保存,便于质控。缺点为:转化液中的 KCN 有剧毒,高白细胞和高球蛋白标本可致沉浊、HbCO 转化慢等。

【思考题】

1. 氰化高铁血红蛋白测定法的基本原理是什么?

2. 测定血红蛋白有哪些注意点?

实验 2.6　血涂片制备及染色

【目的】

掌握血涂片的制备及常用的染色方法,如刘氏快染法。

【原理】

血液在推片的平稳推动下,玻片上留下薄层血膜。不同种类的细胞及细胞的不同成分对酸性及碱性染料的亲和力不同,因而染色后各种血细胞显示各自的染色的特征。

【器材】

一次性吸管、载玻片、推片、洗耳球、染色架、显微镜、刘氏快速染液。

【内容】

1. 采血

选一志愿者,以真空采血法采集 EDTA - K_2 抗凝静脉血 2ml。

2. 制片

用一次性吸管吸取一小滴血液置于洁净、光滑的载玻片一端的 3/4 处,将推片的一端放在血滴前面,逐渐后移接触血滴,血滴即沿推片展开,使推片与载玻片成 30°～45°角,平稳向前推动至载玻片的另一端,玻片上便留下一均匀的薄层血膜,自然干燥,见图 2.6.1。

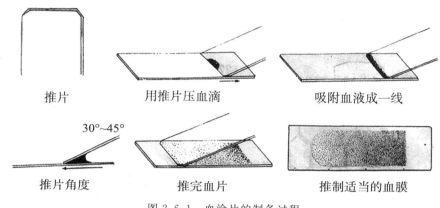

推片　　用推片压血滴　　吸附血液成一线

30°～45°　　推片角度　　推完血片　　推制适当的血膜

图 2.6.1　血涂片的制备过程

3. 选片

制作多张血涂片,选择一张头体尾分明、厚薄适宜、血膜呈舌形的血涂片用于染色。

4. 染色

加刘 A 液约 0.2～0.5ml 全部覆盖血涂片染色 30s,再加等量的刘 B 液滴于 A 液上面,以洗耳球吹出微风使液面产生涟漪状,使两液充分混合,染色 1.5～2min。

5. 水洗

用细流水冲去染液,待干。

6. 镜检

将干燥后的血片置显微镜下观察。用低倍镜观察血涂片体、尾交界处血细胞平铺的部分。在正常情况下,血涂片外观为淡紫红色,在镜下红细胞染为粉红色,白细胞胞质能显示各种细胞的特有色彩,染色质清楚,粗细松紧可辨。

【注意】

1. 载玻片需洁净、干燥,手执载玻片时注意手指对称握住两端或两侧,避免使其正面沾染油脂。

2. 血滴大、血黏度高、推片角度大、推片速度快则血膜厚,有时还会使尾部拉长,不便于血细胞观察;反之,则血膜薄,也不便于计数。

3. 未干透的血膜不能染色,否则染色时容易脱落。血涂片应在制片后 1h 内染色或在 1h 用无水甲醇(含水量<3%)固定后染色。

4.加染液应适量,过少则易蒸发沉淀,一旦染液沉积在血涂片上,则不易冲掉,使细胞深染,不易检查。

5.染色时间的长短与染液浓度、染色时温度及血细胞多少有关。染色时间与染液浓度、染色时温度成反比;染色时间与细胞数量成正比。

6.冲洗时不能先倒掉染液,应以流水冲洗,以防染液沉着在血涂片上。时间不能过久,以防脱色。冲洗完的血片应立放于支架上,以防剩余的水分浸泡脱色。如血涂片上有染料颗粒沉积,可用甲醇溶解,但需立即用水冲掉甲醇,以免脱色。

【评价】

刘氏染液在临床上的应用非常广泛,除了主要用于血细胞有形成分类染色之外,亦可用于骨髓涂片和血液寄生虫的快速染色,也可以用于组织学涂片的简易染色。操作所需时间极短,只要 2min 即可完成。细胞的着色过程是染料透入被染物并存留其内部的一种过程,此过程既有物理吸附作用,又有化学亲和作用。各种细胞及细胞的各种成分由于其化学性质不同,对刘氏染液中的酸性染料(伊红)和碱性染料(亚甲蓝)的亲和力也不一样。因此,标本涂片经刘氏染液染色后,各类细胞呈现不同的着色,从而达到辨别其形态、特征的目的。

【思考题】

1.血涂片制备影响血膜厚薄的主要因素有哪些?

2.血涂片染色有哪些注意事项?

实验 2.7　白细胞分类计数

【目的】

掌握显微镜外周白细胞分类计数(white blood cell differential count)方法、各种白细胞的正常形态,以及分类计数的参考范围及临床意义。

【原理】

将血液制成细胞分布均匀的血涂片,用复合染料染色,因不同细胞的胞质、胞核、核仁和胞浆颗粒等含有不同的化学成分,其与染料的亲和力也不相同,经染色后能着上不同的颜色。根据各类细胞的形态特点和染色特点,可将白细胞区别并进行分类计数。

【试剂】

瑞氏-姬姆萨(Wrighr-Giemsa)复合染色液、磷酸盐缓冲液(pH 为 6.4～6.8)。

【器材】

显微镜、采血针、酒精棉球、消毒干棉球、载玻片、香柏油、乙醚、擦镜纸、洗耳球。

【内容】

1.制片

按照实验需要制作血涂片 1 张。

2.染色

待血涂片干透后,用蜡笔在两端画线,以防染色时染液外溢。然后将玻片平置于染色架上,滴加瑞氏-吉姆萨液数滴,其迅速盖满血涂片,约 0.5～1min 后,滴加等量或稍多的缓冲液,用洗耳球对准血片吹气,使染液充分混合。

3.镜检

先用低倍镜观察细胞的染色和白细胞的分布情况,选择血涂片体尾交界处细胞分布均匀、着色良好的区域,滴加镜油,用油镜按一定方向、顺序检查 100 个白细胞,同时对每一个白细胞进行分类,求出各类白细胞所占的比例。

$$各类白细胞所占比例 = \frac{各类白细胞计数}{100} \times 100\%$$

4.形态

根据细胞大小、核形、胞浆颜色、颗粒特点等特征辨认各种白细胞。

(1)嗜中性粒细胞(图 2.7.1)

圆形,直径约 $10 \sim 15 \mu m$。胞浆淡红色,胞浆内有多量紫红色细小颗粒。核染成深紫色,其形状多样,呈马蹄形或 S 形,两边平行的称杆状核,分成 $2 \sim 3$ 叶,在叶之间有细丝相连的称分叶核。

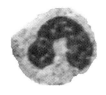 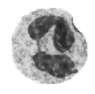

图 2.7.1　嗜中性粒细胞

(2)嗜酸性粒细胞(图 2.7.2)

大小、形态与嗜中性粒细胞相似,唯胞浆内含有粗大的鲜红色颗粒,核多数为两叶。

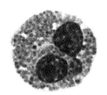 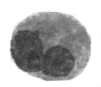

图 2.7.2　嗜酸性粒细胞

(3)嗜碱性粒细胞(图 2.7.3)

大小、形态与嗜中性粒细胞相似,但胞浆内含有粗大的深蓝色颗粒,大小不一,常遮盖在核上,核分叶不明显。

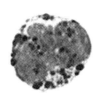

图 2.7.3　嗜碱性粒细胞

(4)淋巴细胞(图 2.7.4)

分大、小两种。小淋巴细胞圆形,直径约 $7 \sim 10 \mu m$,核染成深紫色,圆形或肾形,胞浆很少,常仅呈一小片月牙状,染成蓝色。大淋巴细胞直径约 $10 \sim 19 \mu m$,核圆形或肾形,胞浆相对较多,染成天蓝色,在胞浆与核之间有淡染带,有时内含少数紫红色大颗粒。

图 2.7.4 淋巴细胞

(5)单核细胞(图 2.7.5)

是外周血液中最大的细胞,直径约为 $12\sim24\mu m$。核染成紫色,其染色质疏松,核形不规则,呈肾形、多角形、折叠状等。胞浆较多,染成浅灰蓝色,有时内含少量灰尘样淡红色小颗粒。

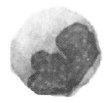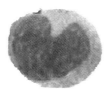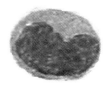

图 2.7.5 单核细胞

【注意】

1.首先应待血膜干透后方可固定染色。其次要根据血膜的厚薄、细胞的多少及环境温度决定染色时间。染液浓度愈小,室温愈低,细胞愈多,则需染色时间愈长。必要时可增加染液量或延长时间。另外还要注意染液用量,染液过少会过快蒸发,染液将附着在血膜上不易冲掉。

2.各种白细胞的观察与识别 除正确识别白细胞形态外,还要注意:不同体积的白细胞在血涂片上的分布并不均匀。体积较小的淋巴细胞在涂片的头、体部较多,而中性粒细胞和单核细胞在尾部和两侧较多,因此应选择体尾交界处进行分类。

3.如见有核红细胞,不计入白细胞分类,应逐个计数,以 100 个白细胞同时见到多少有核红细胞来报告。

4.分类时还应注意各种血细胞的形态、数量、质量有无变化,注意有无寄生虫(疟原虫)等其他异常情况。

【意义】

1.参考范围

中性粒细胞(N):50%～70%;

嗜酸性粒细胞(E):0.5%～5%;

嗜碱性粒细胞(B):0%～1%;

单核细胞(L):3%～8%;

淋巴细胞(M):20%～40%。

2.白细胞增多或减少

(1)中性粒细胞增多或减少

1)中性粒细胞增多:见于急性化脓性感染、严重组织损伤、急性大出血、急性中毒、粒细胞白血病等。

2)中性粒细胞减少:见于革兰阴性杆菌感染(伤寒、副伤寒)、病毒感染、原虫感染(疟疾、黑热病)、再生障碍性贫血等,以及物理射线和化学物质的损伤。

(2)嗜酸性粒细胞增多或减少

1)嗜酸性粒细胞增多:见于变态反应性疾病、寄生虫感染、一些皮肤病、慢性粒细胞白血病、嗜酸性粒细胞白血病等。

2)嗜酸性粒细胞减少:见于大手术、烧伤等应激状态,以及长期应用糖皮质激素后。

(3)嗜碱性粒细胞增多或减少

1)嗜碱性粒细胞增多:见于过敏性疾病(过敏性结肠炎、吸入物超敏反应等)、慢性粒细胞白血病、嗜碱性粒细胞白血病、转移癌。

2)嗜碱性粒细胞减少:由于嗜碱性粒细胞本来就很少,减少与否很难觉察,故临床意义尚不明确。

(4)单核细胞增多或减少

1)单核细胞增多:婴幼儿及儿童可增多,属于生理性增多。病理性增多见于某些感染(感染性心内膜炎、疟疾、急性感染恢复期、活动性肺结核)、单核细胞白血病、恶性组织细胞病等。

2)单核细胞减少:无临床意义。

(5)淋巴细胞增多或减少

1)淋巴细胞增多:见于病毒感染性疾病、急性和慢性淋巴细胞白血病、淋巴瘤、移植排斥反应等。

2)淋巴细胞减少:见于免疫缺陷性疾病、放射性损伤、应用糖皮质激素后。

【评价】

采用手工显微镜法进行白细胞分类计数结果准确,能及时发现各种细胞形态的病理变化,是白细胞分类计数的参考方法。但操作费时,结果受血涂片质量和检验人员经验等因素影响,精确性和重复性较差。血细胞分析仪法检测速度快,分析细胞多,重复性好,易于标准化,报告形式多样,是门诊患者进行筛检的首选方法。缺点是不能准确识别细胞类型和病理变化,异常标本必须以显微镜法复查。

【思考题】

1.白细胞分类的正常参考值是多少?

2.各类白细胞增多或减少的临床意义有哪些?

实验 2.8　网织红细胞计数

【目的】

了解网织红细胞(reticulocyte,Ret)显微镜计数法测定的原理和方法,掌握网织红细胞的参考范围和临床意义。

【原理】

网织红细胞内含有残存的RNA,其呈胶状体分散于细胞内。经煌焦油蓝或新亚甲蓝等活体染色后,RNA中游离的负电荷基团与染料分子中带正电荷的有色反应基团结合而减少,分子间失去排斥力和分散力,凝聚成蓝黑色的颗粒,呈点状或连缀成线状甚至网状,可在普通光学显微镜油镜下识别。可计数 1000 个红细胞中相应的网织红细胞数而直接报告其百分比,或乘以红细胞计数结果报告其绝对值。

【试剂】

煌焦油蓝溶液:煌焦油蓝 1.0g,枸橼酸钠 0.4g,氯化钠 0.85g,以蒸馏水溶解并配成 100.0ml 溶液,过滤后储存于棕色瓶中备用。

【器材】

毛细血管采血用具、玻片、推片、小试管、显微镜、松柏油、乙醚、擦镜纸。

【内容】

1. 取干净小试管一支,加入 10g/L 煌焦油蓝溶液 2～3 滴,然后加入等量的血液。混匀后放置 15～20min,使红细胞充分染色。

2. 取少许染色好的血液,在洁净载玻片上推成薄而均匀的血膜。

3. 在低倍镜下选择红细胞分布均匀、网织红细胞着色比较好的区域,转换到油镜下计数 1000 个红细胞中的网织红细胞,见图 2.8.1。

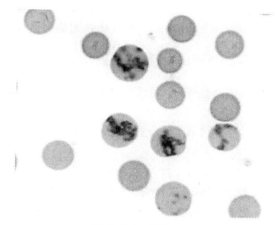

图 2.8.1　网织红细胞

4. 计算

$$网织红细胞百分率 = \frac{计数的网织红细胞数}{1000} \times 100\%$$

【注意】

1. 网织红细胞必须用新鲜血液活体染色才能显示,染液与血液的比例 1:1 为宜。

2. 血膜制备技术很重要。红细胞应均匀散开,如有重叠则影响结果的准确性。网织红细胞体积较成熟红细胞体积稍大,多分布于涂片的尾部及两侧,应巡视整个血涂片中网织红细胞分布情况再进行计数。

3. 网织红细胞在体外仍继续成熟,血液离体后应迅速染色、测定,延迟检测将会使计数值降低。

【意义】

1. 参考范围

成人:0.005～0.015(0.5%～1.5%);

新生儿:0.02～0.06(2%～6%)。

2.网织红细胞增多或减少

（1）网织红细胞增多

表示骨髓红细胞系增生旺盛，见于溶血性贫血、缺铁性贫血、巨幼细胞性贫血、急性失血，以及某些贫血治疗后。

（2）网织红细胞减少

表示骨髓造血功能低下，见于再生障碍性贫血、急性白血病等。

【评价】

采用活体染色进行网织红细胞手工计数具有操作简便、成本低的优点，目前仍为临床常规参考方法。但该法操作繁琐，工作量大，且影响因素多，重复性差，需加强质量控制。五分类自动血细胞分析仪的广泛应用，将大大提高网织红细胞检测的灵敏度、精密度和检测速率，并可提供更多的参数。但后者成本高，易受 Howell-Jolly 小体、有核红细胞、巨大血小板等因素影响而造成结果假性增高。因此，无论是使用流式细胞仪或五分类血细胞分析仪，目前均无法完全取代手工计数法。

【思考题】

1.什么是网织红细胞？

2.检测网织红细胞有何意义？

实验 2.9　红细胞沉降率测定

【目的】

熟悉红细胞沉降率（血沉）（erythrocyte sedimentation rate，ESR）测定的方法和原理，掌握红细胞沉降率的参考范围及临床意义。

【原理】

将一定量的枸橼酸钠抗凝的全血灌注于特制的血沉管中，直立于血沉架上 1h 后，读取红细胞下沉后所暴露出的血浆段高度。

【试剂】

109mmol/L 枸橼酸钠溶液：枸橼酸钠（$Na_3C_6H_5O_7 \cdot 2H_2O$）32g，溶于 1000ml 蒸馏水中。

【器材】

魏氏血沉管、血沉架、试管、吸管、洗耳球。

【内容】

1.取血

取静脉血 1.6ml，加到含 0.4ml 的 109mmol/L 枸橼酸钠的抗凝试管中，混匀。

2.吸血

混匀抗凝血，将其吸入血沉管中，至刻度"0"处。

3.立血沉管

将血沉管垂直竖立于血沉架上。

4.结果观察

1h 后，准确读取红细胞下沉后暴露出的血浆段高度，即为红细胞沉降率。

【参考】

成年男性:0~15mm/h;

成年女性:0~20mm/h;

新生儿:≤2mm/h。

50 岁以上老人:男性每 5 年递增 0.85mm/h,女性每 5 年递增 2.8mm/h。

【注意】

1. 血沉管与血沉架应符合要求。血沉管应干燥洁净、规格合适,内径大则血沉快,内径小则血沉慢。内壁若附有脂质、蛋白质等物质,也会使血沉减慢。血沉架应平稳放置,防震,无直射光。其垂直度误差在 1°内,若血沉管倾斜 3°,会使血沉加快 30%。

2. 抗凝剂与血液比例为 1:4,并充分混匀,无凝血及溶血,并在 3h 内完成测定。

3. 本法最适温度为 18~25℃,并需于采血后 2h 内完成,室温高时血沉加快。

4. 测定时绝对不可只观察 30min 沉降率乘以 2,作为 1h 血沉结果。

5. 为防止一过性高胆固醇血症造成血沉假性增高,最好空腹采血。

【意义】

血沉是一项灵敏但缺乏特异性的指标,既不能用于疾病的诊断,也不能作为健康人群的筛查指标。许多生理因素也会使血沉出现波动,例如:①年龄与性别;②女性月经期:月经前期与经期较平时略快,与出血、子宫内膜损伤有关;③妊娠与分娩:妊娠期 3 个月直至分娩 3 周后,血沉暂时加快,以后逐渐恢复正常,与纤维蛋白原增加、胎盘剥离、产伤、贫血等因素有关。

临床上,血沉测定主要用于:

1. 观察病情的动态变化

在各种炎症及自身免疫性疾病活动期,由于血液中急性时相反应蛋白增高,促红细胞缗钱状形成而使血沉加快,而稳定期可以正常。该指标与热休克蛋白、CRP、RF 和 ANA 测定具有相似的灵敏度。

2. 区别功能性与器质性病变

器质性病变造成组织损伤(如严重创伤、大手术等)时,大量的蛋白质分解产物及急性时相反应蛋白也使血沉加快。

3. 鉴别良、恶性肿瘤

恶性肿瘤时,α_2-巨球蛋白、纤维蛋白原、坏死的肿瘤组织增加,患者伴有感染和贫血,导致血沉加快。

【评价】

1. 魏氏(Westergren)法

魏氏法是 ICSH 及我国临床方法学学术会议上推荐的参考方法。目前,部分实验室开始使用一次性真空血沉测定,使用方便、卫生、安全,特别适用于床边检验,但成本较高,且某些产品的测定结果较魏氏法存在一定差异。

2. 自动血沉仪法

采用温氏法塑料血沉管,测定枸橼酸钠 1:4 抗凝的静脉血。仪器每 45s 扫描 1 次,30min 后报告温氏法和换算后的魏氏法两种结果,并打印 $H-t$ 关系图形。

【思考题】

1.使红细胞沉降率增快或减慢的因素有哪些?

2.一女性患者长期患有类风湿性关节炎,在某医院测定血沉为 25mm/h;2 天后在另一医院复查血沉为 55mm/h,试解释上述结果。

实验 2.10　全自动血液分析仪

【目的】

熟悉全自动血液分析仪(automated hematology analyzer,AHA)的检测原理,掌握临床应用的注意事项。

【器材】

全血动血液分析仪及配套试剂。

【原理】

全自动血液分析仪综合应用电学和化学两大原理,测定血细胞(红细胞、白细胞、血小板等)和血红蛋白。电学检测原理包括电阻抗法和射频电导法;光学检测原理包括激光散射法和分光光度法。

1.电阻抗法原理

根据血细胞非导电的性质,悬浮在电解质溶液中的血细胞颗粒,在负压的吸引下通过计数小孔时引起电极电阻的脉冲变化,经仪器放大、甄别,完成血细胞的计数和体积测定,这就是电阻抗原理,又称库尔特原理(Coulter principle),见图 2.10.1。

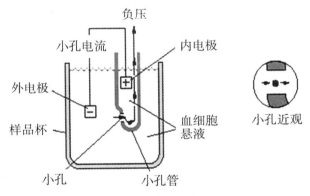

图 2.10.1　电阻抗法原理

全自动血液分析仪一般分红细胞/血小板和白细胞/血红蛋白两个通道。白细胞/血红蛋白通道需加入溶血剂将红细胞破坏后测定血红蛋白和白细胞数量,并根据白细胞的脉冲大小进行三分类。经溶血剂处理后的白细胞体积,取决于脱水后细胞内有形物质的多少。淋巴细胞为单个核细胞,颗粒又少,细胞小,一般在 35~98fl;中性粒细胞核分叶多,颗粒多,胞体大,多在 135~350fl;单核细胞、嗜酸性粒细胞、嗜碱性粒细胞以及原始细胞、幼稚细胞等,多在 98~135fl,见图 2.10.2。

血红蛋白与溶血剂结合形成血红蛋白衍生物,在特定波长下比色,吸光度的变化与液体中血红蛋白含量成比例。不同血液分析仪,由于溶血剂配方不同,所形成的衍生物也不同,吸收光谱各异,最大的吸收峰接近450nm,所以需以氰化高铁血红蛋白值为标准液进行校正。

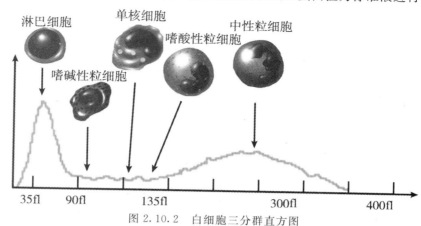

图 2.10.2　白细胞三分群直方图

2.白细胞五分类原理

要进行白细胞分类计数,必须对每个细胞进行电学、光学、化学等多项技术的检测,综合分析测得数据,才能获取较准确的分类计数和细胞计数的结果。目前,常见的白细胞分类技术有:

(1)体积、传导、光散射(volume conductivity scatter,VCS)法

典型仪器是 Coulter 系列血液分析仪。首先在测试的标本内加溶血剂,将红细胞溶解破坏,然后加入抗溶血稳定剂,使白细胞表面、胞质、大小等特征基本恢复到原始的状态。根据流体力学的原理,使用鞘流技术,使白细胞以单个排列的方式通过激光检测区,接受 VCS 三种技术同时检测。即利用电阻抗法测量细胞体积(volume,V)大小;传导性(conductivity,C)是采用高频电磁波测量细胞内部结构,如细胞核、细胞质的比例,细胞内颗粒的大小和密度;光散射(scatter,S)是利用激光对每一个细胞进行扫描分析,区别细胞颗粒的构型和质量。由此三种方法测定的数据经计算机智能微处理进行白细胞五分类。

(2)核酸荧光染色和光散射联合分类法

典型仪器是 Sysmex 系列血液分析仪。在第一个通道里,根据被照射细胞的大角度散射光强度、大角度荧光强度两个参数进行四分类,即 EOS、LYM、MON 及(NEU+BAS)混合群,此时中性粒细胞和嗜碱性粒细胞尚不能分开。在第二个通道里面,使用嗜碱细胞试剂,再将 BAS 从其他白细胞中分出来。通过这样两个通道,准确实现五分类。这类仪器还包括幼稚细胞检测系统。其原理为基于幼稚细胞膜上脂质较成熟细胞少的现象,在细胞悬液中加入含硫氨基酸,使幼稚细胞膜上结合的氨基酸较成熟细胞上的多,且对溶血剂有抵抗作用,当加入溶血剂后,成熟细胞溶解而幼稚细胞未被破坏,通过电阻抗法检测出来。

(3)多角度偏振光散射分类法(multi-angle polarized scatter separation,MAPSS)

典型仪器是 Abbott 系列血液分析仪。全血标本经鞘流液按适当比例稀释后,红、白细胞仍基本保持近似自然状态,利用流式细胞术使细胞单个排列,通过激光束检测区,可从四个不同角度测定散射密度。这四个角度分别是:0°前角光散射,测定细胞大小;10°狭角光散射,测细胞结构及其复杂性;90°垂直光散射,主要对细胞内部颗粒和细胞分叶进行测量;90°偏振光散射,基于颗粒可以将垂直角度的偏振光消偏振的特性,将嗜酸性粒细胞从中性粒细胞和其他细胞中分离出来。从四个角度对每个细胞进行测量,再用计算机分析,即可实现白细胞五分类。

【内容】

以下以 Sysmex XE‐2100 全自动血液分析仪简易操作为例进行说明。

1.打开电脑和仪器电源开关,输入登录名称和口令,按回车键。仪器进行系统检查及空白测试。

2.按主机键盘面板上的SAMPLER,使用数字键输入标本识别号,检查第一个标本的标本架编号和试管位置编号。按V,改变设置项,然后输入数字。

3.将标本放入进样装置架中,按照其即将运行的顺序排列。选择启动,或再按一次SAMPLER,开始进行自动进样器模式下的血液分析。

4.手工操作模式:按主机键盘面板上的MANUAL,在屏幕上 ID栏输入编号,按V,改变设置项,然后输入数字。打开混匀的标本试管,将开放式吸样探针自动浸入标本,按下位于探针后部的触摸板启动循环,在吡吡声响起后,取下管子。

5.在主机键盘面板上按SHUTDOWN,将 CELL CLEAN 放在手动吸液针上,然后按启动开关。当灯熄灭并且蜂鸣声停止时,取出 CELL CLEAN。

6.开始关机程序,关闭仪器电源、电脑电源。

【项目】

不同血液分析仪的检测参数不同,常见的参数见表2.10.1。

表 2.10.1　血液分析仪的检测参数

序号	参数名称	英文名
1	白细胞	Leukocytes
2	嗜中性粒细胞	Neutrophils
3	嗜中性粒细胞百分率	Neutrophils/100 leukocytes
4	淋巴细胞	Lymphocytes
5	淋巴细胞百分率	Lymphocytes/100 leukocytes
6	单核细胞	Monocytes
7	单核细胞百分率	Monocytes/100 leukocytes
8	嗜酸性粒细胞	Eosinophils
9	嗜酸性粒细胞百分率	Eosinophils/100 leukocytes
10	嗜碱性粒细胞	Basophils
11	嗜碱性细胞百分率	Basophils/100 leukocytes
12	红细胞	Erythrocytes
13	红细胞平均体积	Mean corpuscular volume
14	红细胞平均血红蛋白量	Erythrocyte mean corpuscular hemoglobin
15	红细胞平均血红蛋白浓度	Erythrocyte mean corpuscular hemoglobin concentration
16	红细胞分布宽度	Erythrocyte distribution width
17	血红蛋白	Hemoglobin
18	网织红细胞	Reticulocytes
19	网织红细胞百分率	Reticulocytes/100 erythrocytes
20	血小板	Platelets
21	血小板平均体积	Platelet mean volume
22	血小板比容	Plateletcrit
23	血小板分布宽度	Platelet distribution width

【分析】

1.血液分析仪测定的结果只能起着过筛作用,大多数异常标本需要通过显微镜检查进行血涂片复检。必须根据实验室全自动血液分析仪的特点制定复检规则。

2.对各项分析参数和体积分布直方图均正常的检测结果,可直接报告。

3.电阻抗法白细胞分类是过筛方法,对仪器提示有异常的项目,应进一步做涂片检查,按手工分类结果发出报告。

4.对标本的检验结果进行解释和分析,包括以下内容:结合临床资料分析检验结果、同一病人不同标本检验项目之间结果的相关性分析、结果和既往相同项目检验结果的比较分析。

【注意】

1.重视结果的审核

建立有效、完整的审核规则,根据临床诊断、直方图变化、各分析参数之间的关系、异常提示及报警提出复检意见。如白细胞分类,如有报警提示怀疑有异常细胞时,必须涂片进行显微镜检查。排除各项分析指标因有潜在的标本凝固、冷凝集等非病理因素干扰造成的假报警提示。注意分析病理因素的影响,如多发性骨髓瘤、自身免疫病等疾病血中含有冷球蛋白,使用血液中非晶体物质聚集而导致血细胞计数增高,37℃水浴10min可消除此影响;血液中白细胞显著增高影响红细胞计数,或有核红细胞出现影响白细胞计数,抗溶血红蛋白会影响血小板和白细胞计数,血小板聚集会使血小板计数结果偏低,高脂血症可使血红蛋白假性升高。只有对检验结果进行审核后,才能发出正式报告,防止因测试结果的不准而造成临床误诊、漏诊,避免引起医疗纠纷。

2.标本的采集、运送和保存

血液分析仪一般要求用 EDTA-K$_2$ 抗凝静脉血来检测,它能正确反应患者外周血循环中的实际情况,比末梢血准确、重复性好,也有利于标本的复查。除婴儿、大面积烧伤等特殊情况,应采集静脉血,并注意标本量。抗凝剂与血液比例不对,如标本量过少,会造成血液稀释而使结果偏低;标本量过多,会引起抗凝不充分,造成标本不完全凝固而影响结果。血常规标本在室温下,血细胞参数可稳定24h,白细胞分类可稳定6~8h;在4℃条件下,可延长血常规的稳定期至1~2d,血红蛋白至少可稳定7d。

3.试剂和质控品问题

原则上应使用原装配套试剂。如选用质量过关的国产试剂,在使用前要与原装试剂严格对照,使同一份血液分析的直方图及白细胞分类结果基本相符,红细胞、血小板各项分析参数至少应在仪器允许的变异范围之内。为得到准确可靠的分析结果,要使用与仪器相匹配、高质量、敏感度强、多参数全血质控品,坚持每天进行室内质控,检查仪器和试剂及每次操作的规范性,核对实验的误差是否在仪器允许的范围内,及时发现仪器测定值的稳定性,来保证检验结果的可靠性。

4.仪器的校准、维护与保养

血液分析仪一年内至少校准一次,校准操作应由厂家负责。此外,仪器应定期进行清洗和保养,并建立仪器保养和维修档案。

【评价】

血液分析仪检测速度快,分析细胞多,重复性好,准确性高,易于标准化,有异常结果报警并提示诊断方向,可与自动推片染色机连接。血液分析仪适用于健康人群普查和大批量标本筛查,但不能正确识别细胞类别和病理变化,异常标本必须做显微镜法复查。显微镜法是白细胞分类计数的参考方法,较准确,能及时发现各种细胞形态的病理变化,但操作费时,受血涂片质量和检验人员经验等影响,精密度较差,不适用于大量标本的筛查。

【思考题】

1. 血液分析仪白细胞五分类的技术有哪些?

2. 全自动血液分析仪临床应用的注意事项有哪些?

实验 2.11　血浆凝血酶原时间测定

【目的】

了解血浆酶原时间(prothrombin time,PT)测定的方法,掌握血浆凝血酶原测定的参考值及其临床意义。

【原理】

在受检血浆中加入足量的组织凝血活酶和适量的钙离子,37℃保温,测定血浆凝固时间,即 PT。本法主要用于过筛检测外源凝血途径依赖维生素 K 的因子Ⅱ、因子Ⅶ、因子Ⅹ,另外,因子Ⅴ和纤维蛋白原缺乏以及存在相关因子的抑制物时,也可出现异常结果。

【试剂】

109mmol/L 枸橼酸钠液(抗凝剂)、含 0.025mol/L 氯化钙的组织凝血活酶试剂(商品试剂已将凝血活酶、缓冲液与氧化钙液预先混合好)、正常人混合冻干血浆。

【器材】

秒表、注射器、试管、碘酒棉球、干棉球、水浴箱、离心机。

【内容】

每组实验采一位学生的静脉血,离心分离血浆。

1. 抗凝血以 3000r/min 离心 5min,分离血浆。

2. 将组织凝血活酶溶液与已溶解的正常人冻干血浆一起放入 37℃水浴中预温 5min。

3. 取小试管一支,加入正常人冻干血浆 0.1ml,37℃水浴中预温 30s,再加入预温的氯化钙组织凝血活酶溶液 0.2ml,混匀,立即计时。

4. 不断轻轻倾斜试管,观察试管内液体流动情况和纤维蛋白丝的出现情况,记录凝固时间,重复测定两三次,取其平均值。

5. 以同样的方法测定待测血浆的 PT。

6. 结果报告

(1)直接报告测定值和正常人混合冻干血浆 PT;

(2)报告 PT 比值(prothrombin time ratio,PTR):

$$PTR=待测血浆 PT/正常人混合冻干血浆 PT$$

(3)报告国际标准化比值(international normalized ratio,INR):

$$报告 INR=PTR^{ISI}　(ISI 为氯化钙组织凝血活酶试剂国际敏感指数)$$

【注意】

1.用 109mmol/L 枸橼酸钠作抗凝剂,血液与抗凝剂的比例为 9∶1,必须相当精确。

2.采血要顺利,采血后在 2h 内完成检测。检测前应检查血浆是否有溶血、黄疸、脂血和出现凝块。

3.复溶试剂用规定的溶液。复溶后在规定的稳定期内使用,超过有效期的或被污染的试剂应弃用。

4.保温时间、温度、试剂用量及操作步骤要准确。

【参考】

PT:11~15s。

各实验应根据自己的仪器、试剂等条件,自行测定一批健康人,建立参考值。

【意义】

1.PT 缩短,见于先天性因子Ⅴ增多症、高凝状态和血栓形成性疾病、口服避孕药等。

2.PT 延长,见于先天性或获得性因子Ⅱ、因子Ⅶ、因子Ⅹ和纤维蛋白原缺乏、异常纤维蛋白原,肝病,弥散性血管内凝血(DIC),原发性纤溶症,维生素 K 缺乏和口服抗凝药物等,循环血中抗凝物质如肝素和纤维蛋白降解产物(FDP)增多。

【评价】

试管法为国际推荐的测定血浆凝血酶原时间的手工方法,但受影响因素较多,其准确性较差,要重复做 3 管,取其均值。

【思考题】

1.血浆凝血酶原时间测定是测定哪些凝血因子?

2.血浆凝血酶原时间测定中有哪些注意事项?

实验 2.12　活化部分凝血活酶时间测定

【目的】

了解活化部分凝血活酶时间(activated partial thromboplastin time,APTT)测定方法,掌握 APTT 的参考值及其临床意义。

【原理】

37℃条件下,用白陶土(固相激活剂)激活因子Ⅺ、Ⅻ,以磷脂酰乙醇胺(部分凝血活酶)代替血小板 PF_3,在 Ca^{2+} 的参与下,测定血浆凝固所需的时间,即 APTT。本法主要用于筛查内源凝血途径和共同途径凝血因子的缺陷,如因子Ⅻ、因子Ⅷ、因子Ⅸ、因子Ⅺ、前激肽释放酶(PK)、大分子激肽原(HMWK)以及纤维蛋白原等,同时也用于上述因子的抑制物的测定。

【试剂】

109mmol/L 枸橼酸钠液(抗凝剂)、部分凝血活酶试剂(商品试剂已将部分凝血活酶与激活剂按比例配在一起)、0.025mol/L 氯化钙溶液。

【器材】

水浴箱、硅化玻璃管或塑料管、离心机、秒表、碘酒棉球、干棉球。

【内容】

1.采血

常规取静脉血。每组实验采一位学生的静脉血 2.7ml,加入含有 0.3ml 109mmol/L 枸橼酸钠溶液的真空试管中,混匀。

2.分离血浆

抗凝血以 3000r/min 离心 5min,分离血浆。

3.预温活化

加待测血浆和 APTT 试剂各 0.1ml 于试管中混匀,置 37℃条件下准确温育 3min。

4.加钙计时

加入 0.1ml 0.025mol/L 氯化钙溶液混匀并立即开动秒表计时,20s 后,不时取出试管观察混合液流动状态(倾斜 30°),当停止流动时终止计时,记录其秒数。一般重复两三次,取其平均值。

【注意】

1.抽血要顺利,血液与抗凝剂比例要准确,抗凝要充分。

2.血浆加 APTT 试剂后预温时间不得少于 3min,以充分激活因子XI、XII。

3.采血后宜在 2h 内完成检测。

【参考】

APTT:25～45s。

各实验应根据自己的仪器、试剂等条件,自行测定一批健康人,建立参考值。

【意义】

1.APTT 延长,见于因子Ⅷ、Ⅸ、XI 和XII血浆水平低下,如血友病 A、血友病 B、血友病 C 和血管性血友病(vWD),严重肝病,弥散性血管内凝血(DIC),应用抗凝剂和血纤维中纤维蛋白降解产物(FDP)增多等。

2.APTT 缩短,见于高凝血状态,如弥散性血管内凝血的高凝血期、因子XII增多和血栓性疾病等。

【评价】

本实验是较灵敏的内源性凝血系统筛检实验,比 CT 敏感,能检出因子Ⅷ活性小于 25% 的轻型血友病。

【思考题】

1.活化部分凝血活酶时间测定是测定哪些凝血因子?

2.活化部分凝血活酶时间测定的原理是什么? 是什么系统的筛选实验?

实验 2.13　骨髓细胞学检查

【目的】

了解骨髓细胞形态学检查的方法,熟悉造血细胞发育的一般规律、正常骨髓象和常见血液病骨髓象。

【器材】

瑞氏-姬姆萨染色、推片、载玻片、显微镜、擦镜纸、乙醚。

【内容】

1. 标本采集

(1)骨髓取材部位

成人一般取髂后、髂前上棘,其次为胸骨或棘突。2岁以下小儿可穿刺胫骨。较大儿童的穿刺部位与成人相同。穿刺部位不同的取材可有显著差异。若遇取材不佳或干抽,可换部位取材。再生障碍性贫血患者,骨髓造血呈所谓"向心"分布,以胸骨穿刺为最佳,棘突次之,髂骨最差。

(2)骨髓液采集

吸取骨髓液量一般不超过 0.2ml,不需抗凝,迅速打于载玻片上。若特殊需要(如免疫分型)抗凝时,可用 EDTA - K$_2$ 抗凝。吸取骨髓液时,患者有特殊酸痛感。

(3)骨髓涂片

一般取未抗凝骨髓液迅速推片5张。若需进行细胞化学检查,可再推5张。骨髓涂片不宜太厚,头、体、尾应分明,便于观察不同类型的细胞。涂片后迅速挥干,以免细胞变形。取材良好的骨髓,涂片片膜粗糙,并易见骨髓小粒。再生障碍性贫血患者涂片上可见较多脂肪滴或小珠。

2. 骨髓涂片染色

新鲜涂片经瑞氏(Wright)染色[或瑞氏-吉姆萨(Wright - Giemsa)混合染色]。

3. 显微镜检查

(1)低倍镜观察视野

1)观察取材、涂片、染色情况:取材良好的标本可见骨髓小粒染色后的细胞团(造血岛)、骨髓特有的巨核细胞、巨噬细胞等胞体较大的细胞。良好的涂片中细胞在头、体、尾部分布均匀,形态舒展,无变形。染色较好的涂片中,红细胞呈粉红色,幼稚细胞核呈紫红色,细胞质染色鲜艳,形态清晰可辨,见图 2.13.1。

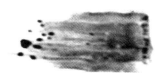

图 2.13.1　骨髓涂片

2)判断骨髓增生程度:选择涂片膜厚薄适宜、细胞分布均匀的部位,根据红细胞和有核细胞的大致比例确定骨髓有核细胞的增生程度,一般分为五级,判断标准见表 2.13.1 及图 2.13.2。

表 2.13.1　骨髓增生程度的判断

骨髓增生程度	成熟红细胞/有核细胞	常见原因
骨髓增生极度活跃	1∶1	白血病、红白血病等
骨髓增生明显活跃	10∶1	白血病、增生性贫血等
骨髓增生活跃	20∶1	正常骨髓、某些贫血等
骨髓增生降低	50∶1	某些骨髓增生不良性疾病
骨髓增生极度降低	300∶1	急性再生障碍性贫血等

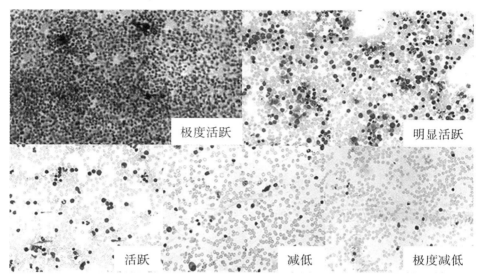

极度活跃　　　　明显活跃

活跃　　　　减低　　　　极度减低

图 2.13.2　骨髓增生程度

3)巨核细胞计数:计数全片巨核细胞,特别是在涂片的边缘和头、尾部位,并用油镜确定其发育阶段。

4)异常细胞筛查:在涂片的边缘、尾部或骨髓小粒周围,观察有无胞体较大或成堆分布的异常细胞或寄生虫,如转移瘤细胞、尼曼-皮克细胞等。

（2）油镜视野检查

选择细胞分布均匀、无折叠、形态清新的区域作为油镜检查。一般从体尾交界处向尾部迂回,至少计数 200 个有核细胞,边观察边记录。在分类计数的同时还应做下列检查:

1)观察粒细胞系统各类细胞在涂片中所占的比例及各发育阶段的比例,注意粒细胞在形态上有无异常变化,核浆比例及发育情况是否平衡,胞浆中有无中毒颗粒及空泡变性,有无 Auer 小体存在。

2)观察幼红细胞占全部骨髓有核细胞的比例,各发育阶段幼红细胞的比例及有无形态学异常。

3)观察淋巴细胞、单核细胞系比例,各发育阶段的比例及形态方面有无异常。

4)观察其他细胞,如网状细胞、浆细胞、组织嗜碱细胞、吞噬细胞、内皮细胞等形态变化及比例变化。

5)观察涂片中巨核细胞数量、幼稚型与成熟型细胞的比例、形态变化,同时注意血小板数量、是否呈聚集状态及形态变化。

6)有无寄生虫,如疟原虫等。

（3）计数

计数完毕后,算出各系统各发育阶段所占的百分比及粒/红比值。

（4）诊断、报告

将骨髓象检查结果结合病史、体检情况及其他临床资料进行分析,提出诊断或可供临床参考的意见。

【血细胞的发育与成熟一般规律】

细胞在骨髓中分化、发育和成熟是一个连续的过程,为便于正确判断细胞的系列及其分化阶段,将细胞大体划分为原始、幼稚和成熟三个阶段。各个系列及其不同阶段的细胞各具有不同的形态学特征。正常骨髓中包括粒系、红系、巨核系、单核系、淋巴系、浆细胞系六大系列的造血细胞,少数骨髓基质细胞及其他细胞,包括网状细胞、组织嗜碱细胞、肥大细胞、成骨细胞、破骨细胞等。细胞从原始、幼稚到成熟的过程,形态变化具有一定的规律性,见图 2.13.3。

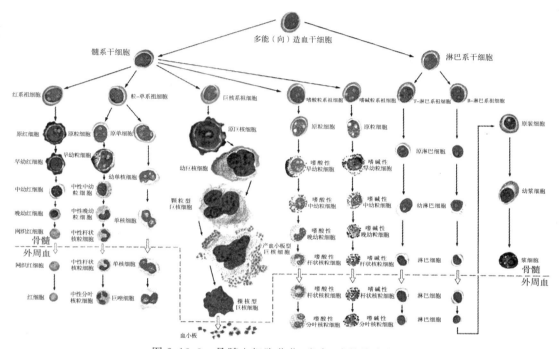

图 2.13.3　骨髓血细胞分化、发育、成熟演变规律

细胞经瑞氏-姬姆萨染色后的形态变化主要表现在以下几个方面:

1.胞体

由大变小,细胞越成熟,胞体越小,但早幼粒细胞和巨核细胞除外。

2.细胞核

由大变小,成熟红细胞最终会脱去细胞核。核形由规则的圆形逐渐变为不规则,粒细胞核则逐渐呈分叶状。细胞核染色质由细致疏松逐渐变为粗糙致密。核仁是原始细胞的标志,随细胞成熟核仁从有到无。

3.细胞质

细胞质由少到多,颜色随 RNA 逐渐减少而由深蓝色变为浅蓝,红细胞因含碱性的血红蛋白而呈粉红色。粒细胞则因细胞质中特异性颗粒不同而染成不同颜色,细胞质内颗粒从无到有。

4.核质比

细胞核与细胞质的比例由大变小。

通过了解这些细胞形态变化的规律,有助于观察、识别和分类计数各类细胞。

【正常骨髓细胞形态学特点】

1.红系细胞(图 2.13.4)

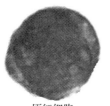

原红细胞　　　　早幼红细胞　　　　　中幼红细胞　　　　晚幼红细胞　　网织红细胞　　红细胞

图 2.13.4　红系细胞

(1)原红细胞

胞体呈圆形或椭圆形,直径为 14～25μm,细胞边缘常可见瘤状突起。胞核呈圆形或椭圆形,约占细胞直径的 4/5,居中或稍偏一侧。核染色质为较粗的颗粒状,着色较原粒细胞深。核仁 0～4 个,浅蓝色,核膜较清楚。胞质量较少,呈不透明的油墨深蓝色,核周有淡染区,无颗粒。

(2)早幼红细胞

胞体呈圆形或椭圆形,直径为 11～19μm。胞核呈圆形或椭圆形,约占细胞直径的 2/3 以上,居中或稍偏位。核染色质聚集,呈粗颗粒状。核仁消失。胞质量较丰富,呈不透明的深蓝色,可见核周淡染区。

(3)中幼红细胞

胞体呈圆形或椭圆形变小,直径为 10～15μm。胞核呈圆形或椭圆形,居中或偏位,占细胞直径的 1/2～2/3。核染色质粗糙、浓染呈块状,有碎墨感,呈深紫色。胞质量多,无颗粒,由于开始合成血红蛋白,呈现不同程度的嗜多色性,如淡灰蓝色、灰粉色等。

(4)晚幼红细胞

胞体较小,圆形,直径约为 9～12μm。胞核呈圆形,占细胞直径的 1/2 以下,居中或稍偏位。核染色质浓聚、固缩为紫红色团块。胞质量多,呈粉红色或浅灰红色,无颗粒。

(5)网织红细胞

为晚幼红细胞脱去细胞核后成熟为红细胞之前的过渡阶段,胞体较红细胞稍大,直径约为 7～9μm。煌焦油蓝活体染色,细胞质内可见蓝绿色点状或网状结构。

(6)成熟红细胞

平均直径为 7.2μm,两面呈微凹盘状,无核,胞质浅红色,中央部分淡染。

2.粒系细胞(图 2.13.5)

(1)原粒细胞

胞体呈圆形或椭圆形,直径为 10～18μm。胞核较大,细胞核与细胞质比例约为(5～7)：1,呈圆形或椭圆形,居中或稍偏一侧。染色质呈细颗粒状,形如一层薄纱,核仁通常为 2～5 个,淡蓝色。胞质量少,呈透明天蓝色,Ⅰ型原粒细胞无颗粒,Ⅱ型原粒细胞可有少量细小颗粒。

(2)早幼粒细胞

胞体比原粒细胞大,直径约为 15～25μm,多为圆形或椭圆形。胞核较大,呈圆形或椭圆形,常偏于细胞一侧。核染色质呈粗颗粒或网状结构,核仁可见。胞质量丰富,呈淡蓝色,可见较多粗细不均的紫红色嗜天青颗粒。

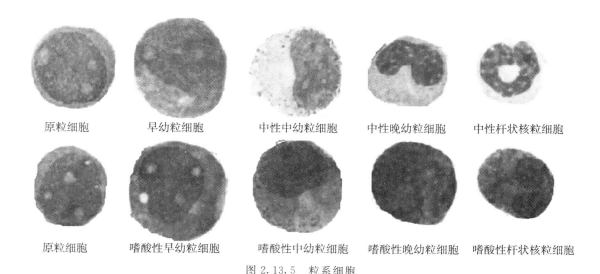

原粒细胞   早幼粒细胞   中性中幼粒细胞   中性晚幼粒细胞   中性杆状核粒细胞

原粒细胞   嗜酸性早幼粒细胞   嗜酸性中幼粒细胞   嗜酸性晚幼粒细胞   嗜酸性杆状核粒细胞

图 2.13.5　粒系细胞

（3）中幼粒细胞

由早幼粒细胞发育而来，自中幼阶段，细胞质开始出现特异性颗粒。根据特异性颗粒不同，可分为：

1）中性中幼粒细胞：胞体较早幼粒细胞小，直径约为 $11\sim20\mu m$，外形多规则，呈圆形或椭圆形。胞核变小，约占细胞直径的 $1/2\sim2/3$ 以上，细胞核呈圆形、椭圆形、一侧扁平或略有凹陷。核染色质粗糙，呈块状，核仁消失。细胞最丰富，多呈淡粉色，内含有许多细小、均匀的紫红色中性颗粒和少量嗜天青颗粒。

2）嗜酸性中幼粒细胞：胞体较中性中幼粒细胞稍大，细胞质呈淡蓝色，核形与中性中幼粒细胞相似，细胞质中充满粗大均匀的、橘红色嗜酸性颗粒。

3）嗜碱性中幼粒细胞：胞体较中性中幼粒细胞稍小，细胞核椭圆形。细胞质淡粉色，可见数量不等、粗细不均、分布不均、呈紫黑色的嗜碱性颗粒，常可见脱颗粒后形成的空泡。

（4）晚幼粒细胞

胞体直径约为 $10\sim16\mu m$，呈圆形或椭圆形。细胞核明显变小，一侧凹陷呈肾形或马蹄形。细胞核直径一般小于细胞直径的 $1/2$，核染色质粗糙、致密。细胞质丰富呈淡粉色。根据特异性颗粒不同，可分为中性晚幼粒细胞、嗜酸性晚幼粒细胞和嗜碱性晚幼粒细胞。

（5）杆状核粒细胞

胞体直径约为 $10\sim15\mu m$，呈圆形。细胞核直径明显缩小，两端钝圆呈带状，形态弯曲如 S 形、U 形等。核染色质呈粗糙块状，细胞质淡粉色。由于所含颗粒不同，可分为中性杆状核粒细胞、嗜酸性杆状核粒细胞和嗜碱性杆状核粒细胞。

3．单核系细胞（图 2.13.6）

正常成人骨髓及外周血中均为成熟的单核细胞，极少见原单核细胞和幼单核细胞。

（1）原单核细胞

胞体呈圆形或椭圆形，常可见不规则形，直径为 $12\sim22\mu m$。胞核较大，约占细胞直径的

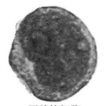
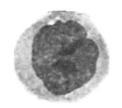
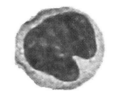

原单核细胞　　　　　　幼单核细胞　　　　　　单核细胞

图 2.13.6　单核系细胞

2/3,为圆形、椭圆形或不规则形。细胞核居中或稍偏位,核染色质纤细、疏松、呈细网状。核仁 1～3 个,淡蓝色。细胞质较丰富,呈灰蓝色,无颗粒,常可见伪足突起。

（2）幼单核细胞

胞体呈圆形、椭圆形或不规则形,直径约为 15～25μm。细胞核多为不规则形,可见肾形、扭曲、折叠、凹陷或切迹。核染色质呈疏松网状,可见核仁痕迹。细胞质较丰富,呈灰蓝色,可见少数细尘样的紫红色嗜天青颗粒。

（3）单核细胞

胞体呈圆形或椭圆形,但常见形态为不规则形,直径约为 12～20μm。胞核形态各异,如扭曲、折叠、肾形、马蹄形、笔架形、S 形,甚至分叶状,核染色质呈疏松的条索状或网状。细胞质丰富,呈灰粉或灰蓝色,可见较多细小的紫红色嗜天青颗粒。

4.巨核系细胞（图 2.13.7）

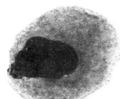
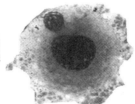

原巨核细胞　　幼巨核细胞　　颗粒型巨核细胞　　产血小板型巨核细胞　　裸核型巨核细胞　　血小板

图 2.13.7　巨核系细胞

（1）原巨核细胞

胞体较大,直径为 15～30μm,呈圆形、椭圆形或不规则形。细胞核大,约占细胞直径的 4/5,多为圆形或不规则形。核染色质呈粗颗粒网状排列,核仁 2～4 个,可不明显,淡蓝色。细胞质较少,深蓝色层状或雨雾状,无颗粒,可见伪足样突起。

（2）幼巨核细胞

胞体明显变大,直径约 25～50μm,外形不规则。细胞核大,常呈不规则形。核染色质较粗糙,核仁不清晰或消失。细胞质多,蓝色,近核处可呈嗜多色性,可见少量嗜天青颗粒。

（3）颗粒型巨核细胞

胞体更大,直径约 40～70μm,甚至可达 100μm,外形不规则。细胞核形不规则,可见扭曲、折叠、花瓣状等。核染色质致密、浓染,呈条块状,无核仁。细胞质很丰富,多为粉红色,其中充满细小的紫红色嗜天青颗粒,并可见颗粒聚集成簇,但尚无血小板形成。

（4）产血小板型巨核细胞

形态似颗粒型巨核细胞,但可见细胞质内或边缘有血小板形成。

(5)裸核型巨核细胞

为成熟的巨核细胞完成释放大量血小板后,细胞质脱落所遗留下的裸核。

(6)血小板

血小板是成熟巨核细胞胞质脱落形成的无核细胞,也是体积最小的血细胞,直径仅为 $2\sim4\mu m$,多为圆形、椭圆形,常成簇分布。细胞质多呈淡粉色,内含较多细小的紫红色嗜天青颗粒。

5.淋巴系细胞(图 2.13.8)

正常成人骨髓及外周血中,淋巴系细胞均为成熟淋巴细胞,偶见原淋巴细胞和幼淋巴细胞。

原淋巴细胞　　幼淋巴细胞　　大淋巴细胞　　小淋巴细胞

图 2.13.8　淋巴系细胞

(1)原淋巴细胞

胞体呈圆形或椭圆形,直径约为 $12\sim20\mu m$。胞核大,约占细胞直径的 4/5,圆形或椭圆形,居中或稍偏于一侧。核染色质呈均匀细颗粒状,核膜清楚。核仁 1～2 个,淡蓝色。细胞质少,呈透明蓝色,无颗粒。

(2)幼淋巴细胞

胞体直径约为 $10\sim18\mu m$,圆形或椭圆形。胞核较大,圆形或椭圆形,部分区域的核染色质出现聚集现象,核仁模糊或不见。胞质量较少,淡蓝色,可见少量紫红色嗜天青颗粒。

(3)淋巴细胞

为淋巴系细胞的成熟细胞。根据细胞直径大小不同,可分为大、小两种淋巴细胞。

1)大淋巴细胞:胞体较大,直径约为 $12\sim15\mu m$,呈圆形。细胞核圆形或椭圆形,常偏于一侧。核染色质均匀、浓染,呈深紫色,可见核仁痕迹。细胞质丰富,天蓝色,可见少数紫红色嗜天青颗粒。

2)小淋巴细胞:胞体直径约为 $6\sim10\mu m$,圆形或椭圆形。细胞核较大,圆形、椭圆形或肾形等,常见核切迹,核染色质致密、浓染。细胞质极少,呈淡蓝色,常无颗粒,有时颇似裸核。

6.浆细胞系细胞(2.13.9)

本系细胞在正常成人骨髓中很少,几乎均为成熟浆细胞。

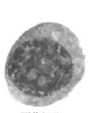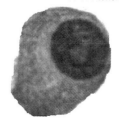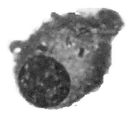

原浆细胞　　　　幼浆细胞　　　　　浆细胞

图 2.13.9　浆细胞系细胞

（1）原浆细胞

胞体直径约 14～20μm，呈圆形或椭圆形。细胞核较大，约占细胞直径的 2/3 以上，呈圆形或椭圆形，居中或偏位。核染色质呈粗颗粒网状排列，核仁 2～5 个。细胞质较丰富，为不透明深蓝色，细胞核附近着色较淡，无颗粒。

（2）幼浆细胞

胞体直径约为 12～16μm，圆形或椭圆形。细胞核圆形或椭圆形，约占细胞直径的 1/2，居中或偏位。核染色质呈颗粒状聚集，核仁隐约可见或不见。细胞质较多，呈深蓝色或多染性，近核处可见半月形核周淡染区，可见空泡，常呈泡沫状，偶见少量嗜天青颗粒。

（3）浆细胞

胞体直径 8～15μm，呈圆形、椭圆形或不规则形。细胞核较小，圆形或椭圆形且常偏位于一侧，核染色质聚集成块，形似车轮状。细胞质丰富，呈浑厚的蓝色或蓝紫色，核周淡染区明显，易见空泡，常呈泡沫状。

【正常骨髓象】

1. 骨髓增生活跃。

2. 粒系细胞占有核细胞的 40%～60%，其中原粒细胞<2%，早幼粒细胞<15%，中幼粒细胞<5%，晚幼粒细胞<15%，杆状核粒细胞多于分叶核粒细胞，嗜酸性粒细胞<5%，嗜碱性粒细胞<1%，细胞大小、形态、染色基本正常。

3. 红系细胞约占有核细胞的 20% 左右，其中原红细胞<1%，早幼红细胞<5%，中、晚幼红细胞约各占 10%，细胞形态、染色基本正常。

4. 粒/红比值（M/E），正常为（2～4）：1。

5. 淋巴细胞百分率约为 20%（小儿可达 40%），多以成熟淋巴细胞为主。

6. 一般单核细胞<4%，浆细胞<3%，均为成熟阶段者。

7. 巨核细胞系通常于 1.5cm×3cm 骨髓片膜上可见巨核细胞 7～35 个，多为成熟型。

8. 可见少量网状细胞、内皮细胞、组织嗜碱细胞等。

9. 核分裂细胞不易见到，仅约占 1%。

10. 成熟红细胞大小、形态、染色大致正常。

【常见血液病的骨髓象特点】

1. 贫血

（1）缺铁性贫血（图 2.13.10）

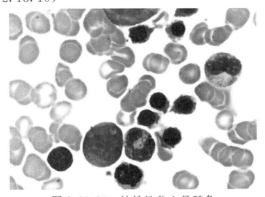

图 2.13.10　缺铁性贫血骨髓象

1)骨髓增生明显活跃。

2)红系细胞明显增生,常大于30%,以中、晚幼红细胞增生为主,各阶段幼红细胞胞体较小,胞浆量少,边缘不整齐,嗜碱性色调较强,细胞核小而致密、浓染,呈"浆幼核老"现象。成熟红细胞大小不等,多数较小,中心淡染区扩大。

3)粒系细胞总百分率相对减小,各阶段细胞百分率及细胞形态、染色大致正常。

4)M/E比值降低。

5)巨核系细胞常无明显变化,一般血小板形态正常。

6)骨髓片铁染色:外铁常为阴性,铁粒幼细胞百分率明显降低,常小于15%,而且铁颗粒数减少,着色浅淡。

（2）巨幼细胞性贫血（图2.13.11）

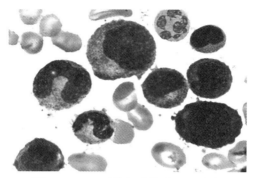

图2.13.11　巨幼细胞性贫血骨髓象

1)骨髓增生明显活跃。

2)红系细胞明显增生,幼红细胞总百分率常大于40%,以早、中幼红细胞增多为主,并出现巨幼红细胞,常大于10%。其形态学特点为:胞体多增大;细胞核增大,染色质疏松,呈颗粒状似海绵,着色浅淡,巨晚幼红细胞核形可呈花瓣状;胞浆中易见Howell-Jolly小体。成熟红细胞大小不等,以大细胞为主,中心淡染区缩小或消失。

3)粒系细胞总百分率常相对降低,可见各阶段巨粒细胞,以巨晚幼粒、杆状核粒细胞为多见,成熟粒细胞可见核分叶过多现象。

4)M/E比值降低。

5)巨核系细胞数量大致正常,但也可见巨型变,部分巨核细胞核呈分叶状。

6)成熟红细胞形态所见同外周血,可见嗜碱性点彩红细胞、Howell-Jolly小体和Cabot环。

7)巨幼红细胞糖原染色阴性。巨幼红细胞铁染色常见铁粒增多。

（3）溶血性贫血（图2.13.12）

1)骨髓增生明显活跃。

2)幼红细胞显著增生,总百分率常大于50%,以中幼红细胞为主,其他阶段者也相应增多,易见核分裂相。

3)粒系细胞总百分率相对降低,各阶段百分率及形态大致正常。

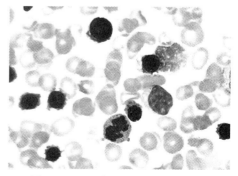

图2.13.12　溶血性贫血骨髓象

4)M/E 比值明显降低或倒置。

5)巨核系细胞大致正常。

6)成熟红细胞形态所见似外周血,易见 Howell-Jolly 小体,可见 Cabot 环。

(4)再生障碍性贫血(图 2.13.13)

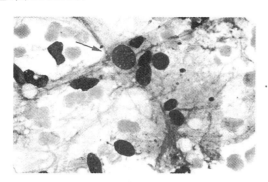

图 2.13.13　再生障碍性贫血骨髓象

1)急性再生障碍性贫血

①骨髓增生降低或重度降低。

②粒、红两系细胞均大量减少,粒系以成熟粒细胞为主,红系以中、晚幼红细胞为主,细胞形态、染色大致正常。

③淋巴细胞相对增多,可达 80% 或更高。

④巨核系细胞明显减少,除个别病例偶见外,大多不见巨核细胞。

⑤浆细胞、组织嗜碱细胞、网状细胞增多,成堆出现时称"非造血细胞团"。

⑥成熟红细胞形态、染色无明显变化。

2)慢性再生障碍性贫血

由于骨髓受限呈向心性过程且可能有代偿性造血灶,故不同部位穿刺结果差异较大,有时需要多部位穿刺,做骨髓活检能取得可靠的诊断依据。

①骨髓增生程度不一,多为增生减少,若遇代偿性造血灶,可增生活跃或明显活跃。

②粒系细胞总百分率正常或降低。

③幼红细胞总百分率可降低、正常,甚至可增高,但可见晚幼红细胞百分率高于中幼红细胞百分率的现象,且胞核高度致密、浓染,呈"炭核"样,提示脱核迟缓。

④M/E 比值可正常或降低。

⑤淋巴细胞百分率相对增高,但比急性型轻。

⑥巨核细胞减少或缺如,即使骨髓增生良好时也如此,此点为诊断本病十分重要的条件之一。

⑦浆细胞、网状细胞、脂肪细胞常见增多。

⑧成熟红细胞形态、染色大致正常。

⑨骨髓铁染色可见细胞内、外铁增加。血清铁蛋白含量增高。NAP 活性增高。

2.血液肿瘤

(1)急性淋巴细胞白血病

急性淋巴细胞白血病(ALL)为单克隆淋巴细胞恶性增值所致,原幼淋巴细胞百分率大于 25%。根据国际 FAB 协作组分型标准,ALL 按白血病细胞大小、核浆比例、核仁清楚与否等不同,可分为 L1、L2 和 L3 三型。①L1 型:以小原淋巴细胞为主,胞体小而一致,胞浆量极少,核形多规则,染色质呈较粗糙颗粒状,核仁小而不清楚,见图 2.13.14。②L2 型:以大原淋巴细胞为主,且大小不均,胞浆量较多,核形不规则,常见凹陷或切迹,染色质颗粒较 L1 亚型细致,易见核仁,见图 2.13.15。③L3 型:以大原淋巴细胞为主,胞浆量较多染深蓝、富含空泡,核形多规则,染色质呈细颗粒状,核仁明显,见图 2.13.16。

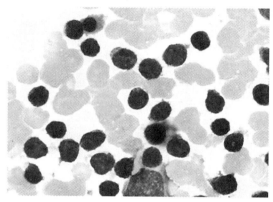

图 2.13.14   ALL－L1 骨髓象

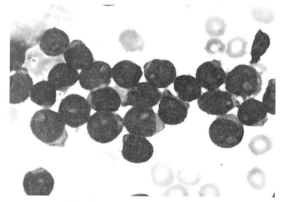

图 2.13.15   ALL－L2 骨髓象

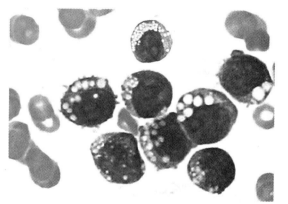

图 2.13.16   ALL－L3 骨髓象

1)骨髓增生极度或明显活跃。

2)淋巴系细胞异常增生,多属 L1 及 L2 型的原、幼淋巴细胞,L3 型较为少见,胞浆中无 Auer 小体,易见篮状细胞。

3)粒系细胞及幼红细胞严重减少。

4)巨核系细胞减少或缺如,偶见小巨核细胞。

5)原、幼淋巴细胞 POX 染色呈阴性反应,PAS 反应多呈强阳性反应。如见成熟中性粒细胞,NAP 染色多呈强阳性反应。

6)根据原、幼淋巴细胞免疫表型分析,可进一步区分急性 T-或 B-淋巴细胞亚型。

(2)急性髓系细胞白血病

1)急性微小分化型髓细胞白血病(AML－M0)

①骨髓增生极度或明显活跃。

②原始细胞＞20％(NEC),细胞形态与 ALL-L1/L2 不易区分,白血病细胞中无 Auer 小体。

③常用的细胞化学染色(POX、SE、NSE、PAS 等)均为阴性反应。

④免疫表型分析显示:髓过氧化物酶(myeloperoxidase,MPO)可呈阳性。

2)急性未分化型原粒细胞白血病(AML-M1,图 2.13.17)

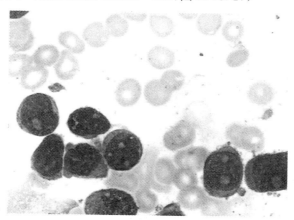

图 2.13.17　AML-M1 骨髓象

①骨髓增生极度或明显活跃。

②粒系细胞过度增生,异常原粒细胞＞90％,较易见 Auer 小体,早幼粒细胞及中幼粒细胞以下各阶段细胞少见,仅可见少量成熟中性粒细胞。

③幼红细胞严重减少。

④M/E 比值明显增高。

⑤巨核系细胞减少或缺如。

⑥原粒细胞 POX 染色、SE 染色均呈阳性反应。

3)急性部分分化型原粒细胞白血病(AML-M2,图 2.13.18)

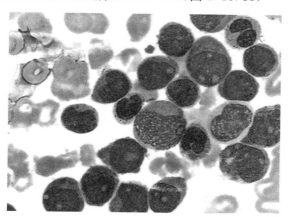

图 2.13.18　AML-M2 骨髓象

①骨髓增生多极度活跃。

②粒系细胞异常增生,原粒细胞 20％～90％(NEC),早幼粒以下阶段的细胞＞10％。

③幼红细胞严重减少。

④M/E 比值明显增高。

⑤巨核系细胞减少或缺如,可见小巨核细胞。

⑥原粒细胞 POX 染色、SE 染色均呈阳性反应。

4)急性早幼粒细胞白血病(AML－M3,图 2.13.19)

急性早幼粒细胞白血病(acute promyelocytic leukemia,APL)的白血病细胞以异常早幼粒细胞增生为主。

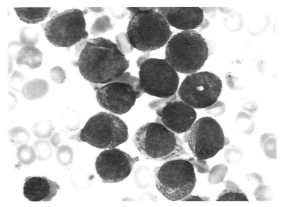

图 2.13.19　AML－M3 骨髓象

①骨髓增生极度或明显活跃。

②粒系细胞过多增生,以异常颗粒增多的早幼粒细胞为主,多于 20%(NEC)。依据异常早幼粒细胞胞质中所含嗜天青颗粒的粗细不同,又分为 M3a 及 M3b 亚型。M3a 粗颗粒型更为多见,原粒细胞虽增多,但一般少于 10%,早幼粒与原粒细胞之比约为 3:1。早幼粒细胞中常可见粗细不一、数量不等的 Auer 小体。

③幼红细胞、巨核系细胞均严重减少。

④早幼粒细胞 POX 染色、SE 染色均呈强阳性反应。

5)急性粒–单细胞白血病(AML－M4,图 2.13.20)

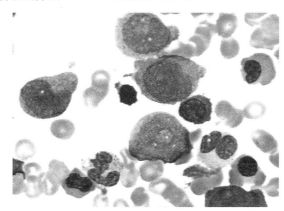

图 2.13.20　AML－M4 骨髓象

①骨髓增生极度或明显活跃。

②粒细胞系及单核细胞系细胞同时增生,根据两系细胞数量和形态特点不同,可分为 M4a、M4b、M4c。

③幼红细胞、巨核系细胞均严重减少,可见小巨核细胞。

④白血病细胞可分别表现为 POX 及 NSE 染色阳性,后者可被 NaF 抑制。SE 及 NSE 双染色可见于同一白血病细胞中显示双阳性反应。

6)急性单核细胞白血病(AML－M5,图 2.13.21)

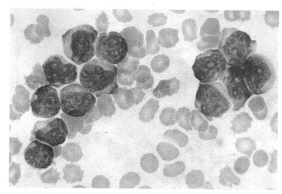

图 2.13.21　AML－M5 骨髓象

①骨髓增生极度或明显活跃。

②单核系细胞异常增生,根据有无分化趋势再分为 M5a 及 M5b 亚型。M5a 型原单核细胞≥80%(NEC),胞体大小可不一致,有的病例原单核细胞胞体直径为 8～20μm;M5b 型原单核细胞 20%～80%(NEC),其余为幼单核及单核细胞。

③幼红细胞、巨核系细胞均严重减少。

④原、幼单核细胞 NSE 染色呈强阳性反应,可被 NaF 抑制。

7)急性红白血病(AML－M6,图 2.13.22)

本病为红系和原粒或原、幼单核细胞同时恶性增生的急性白血病,较为少见。

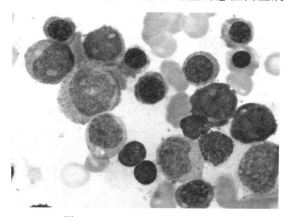

图 2.13.22　AML－M6 骨髓象

①骨髓增生多为极度活跃。

②幼红细胞异常增生,大于 50%。胞体大小不一,且呈类巨幼变,易见大、巨、超巨幼红细胞。核形不规则,染色质疏松,可具双核或多个核,可见 Howell－Jolly 小体。

③原粒细胞或原、幼单核细胞≥20%(NEC)。

④巨核系细胞严重减少或缺如。

⑤幼红细胞 PAS 反应多呈强阳性反应。

8)急性巨核细胞白血病(AML-M7,图 2.13.23)

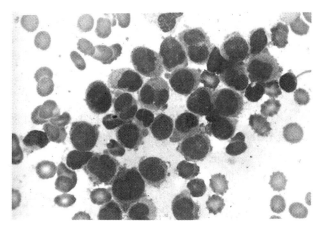

图 2.13.23　AML-M7 骨髓象

①骨髓增生活跃、明显活跃或极度活跃。

②白血病性原、幼巨核细胞≥20%(NEC),可分为两型。未分化型:以原巨核细胞增多为主,可见异常小原巨核细胞。分化型:可见单圆形核和多圆核,胞体较大的病态巨核细胞,且胞浆量较多,核稍小,呈圆形,多为一个,偶可见多个核。白血病性原、幼巨核细胞胞浆多少不定,呈蓝色、灰蓝色或嗜多色性,浑厚不透明,常无颗粒,边缘不整齐呈云雾状,常有芽状或小泡状突起或呈长拖尾状,常可见已分离、又与细胞相连的胞浆碎片,形似血小板。胞核大,染色质较粗密浓染,可分布不均,核仁 1~3 个,但常模糊不清。

③粒系细胞及幼红细胞均严重减少。

④异常原巨核细胞较难辨认,细胞化学染色有助于判别。

⑤骨髓常因伴纤维组织增生而导致"干抽",此时须做骨髓活检进行诊断。

(3)慢性粒细胞白血病(CML)

1)CML 慢性期(图 2.13.24)

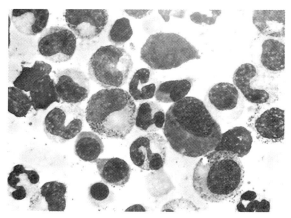

图 2.13.24　CML 骨髓象

①骨髓增生多为极度活跃。

②粒系细胞明显增生,原粒、早幼粒细胞之和<10%,以中性中幼粒、晚幼粒及杆状核粒细胞增多为主,嗜碱、嗜酸粒细胞常同时增多,嗜碱粒细胞可达 10%～20%。

③幼红细胞百分率减少。

④M/E 比值增高,常为(10～50)∶1。

⑤巨核细胞和血小板早期增多,晚期减少。

⑥NAP 活性极度降低,甚至为零。

2)CML加速期

骨髓中原粒、早幼粒细胞均较慢性期增多,原粒细胞>10%,但一般原粒与早幼粒细胞之和<20%。可见嗜碱粒细胞更明显增多。

3)CML 急变期

①骨髓原始细胞于短期内急剧增多,可增至 20%～80% 以上,随病情发展,原始细胞可充斥骨髓,骨髓象呈急性白血病特点。

②红系及巨核系细胞严重减少。

(4)多发性骨髓瘤(MM,图 2.13.25)

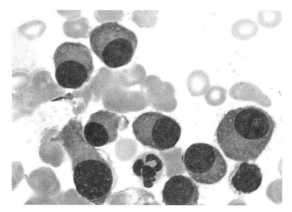

图 2.13.25　MM 骨髓象

1)骨髓增生活跃或明显活跃。

2)浆细胞系异常增生,但疾病早期骨髓瘤细胞呈灶性分布,一次穿刺其百分率不一定很高,但一般大于 10%,随病程发展可高达 70%～95%。骨髓瘤细胞的大小和形态明显异常,以原、幼浆细胞型增多为主,且可见双核、多核、巨大瘤细胞。

3)粒、红两系细胞在早期仍可大致正常,随骨髓瘤细胞不断增多而减少。

4)巨核系细胞早期可增多,晚期减少。

5)成熟红细胞形态大致正常,在 IgG 型 MM 由于明显的高球蛋白血症,红细胞常呈缗钱状排列,为诊断线索之一。

3.特发性血小板减少性紫癜(图 2.13.26)

特发性血小板减少性紫癜(ITP)是临床上常见的一种免疫性出血性疾病,患者血液中含有抗血小板抗体,致使血小板破坏过多,并抑制巨核细胞产生血小板,引起皮肤、黏膜出血。本病分急性及慢性两型。

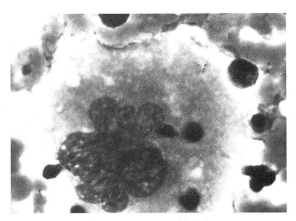

图 2.13.26　ITP 骨髓象

（1）骨髓增生活跃或明显活跃。

（2）粒、红两系细胞在无严重出血患者一般无明显异常。

（3）巨核细胞多明显增生，急性型以原、幼巨核细胞居多，慢性型者以颗粒型巨核细胞居多，两型产板型巨核细胞均减少，巨核细胞常见胞浆量少、染色偏蓝、颗粒减少及空泡变性等改变，且可见幼巨核细胞产生血小板现象。

（4）如未伴发贫血，红细胞形态大致正常。

【注意】

1.涂片的骨髓要适量，涂片应有头、体、尾三部分。骨髓中纤维蛋白原含量较高易凝固，故取材、涂片的制作必须迅速，所用载玻片必须无油垢。

2.涂片后立即晃动或用风扇使尽快干燥，以免细胞皱缩变形。因骨髓涂片中有核细胞较多，含脂肪也较多，故染色时染色液需适当多些，染色时间也需适当延长。

3.应了解细胞的形态特点，仔细辨认，切不可主观地对某个细胞予以特别选择或摒弃不计。

4.每一个细胞从原始阶段逐步发育成熟是一个系统的、连续的过程，为工作方便，人为地将其划分为数个阶段，有些细胞处于过渡阶段，而同时具有上、下两个阶段的某些形态学特点。按一般习惯，多把这类细胞划分到较晚阶段。在病理情况下，有时可见核浆发育失衡，此时多以细胞核的形态、结构及染色特点等作为划分发育阶段的主要依据。

5.各类原始细胞分化差，彼此无显著差异，因而不易鉴别。必须对整个涂片做仔细观察，并参考周围分化较好的幼稚细胞加以判断。必要时做有关的细胞化学染色协助鉴别。

6.在分类计数过程中，如遇有形态特殊、难以归类的细胞，可暂时定为"分类不明细胞"。如此类细胞数较多，应进一步做化学染色（或免疫化学染色）和超微结构分析等以明确诊断。必要时请专家会诊。

7.检查骨髓涂片的同时应对血涂片进行仔细观察，以利于细胞形态学的辨认和全面分析。

【思考题】

1. 简述血细胞发育过程中的形态演变规律。

2. 简述骨髓有核细胞增生的程度及临床意义。

3. 什么是正常骨髓象?

4. 缺铁性贫血的骨髓象特点如何?

实验 2.14 尿蛋白定性测定

【目的】

掌握尿液蛋白质(urine protein,PRO)的测定方法以及影响因素。

【原理】

加热可使蛋白质凝固变性,加热乙酸可使尿液 pH 降低并接近蛋白质等电点,促使变性凝固的蛋白质进一步沉淀,还可溶解碱性盐类结晶,防止因其析出造成的混浊干扰。

【试剂】

5%冰乙酸溶液。

【器材】

酒精灯、试管、试管夹、滴管、pH 试纸。

【内容】

1. 取大试管 1 支,加清晰尿液至试管的 2/3 处。

2. 用试管夹夹持试管上端,斜置试管,使尿液的上 1/3 于酒精灯外焰加热,沸腾即止。

3. 滴加 5%冰乙酸 2~3 滴,再继续加热至沸,立即观察结果。

【结果】

一:尿液外观仍清晰透明,或在黑色背景下可见极轻微混浊。

±:不需黑色背景即可见轻微混浊。

+:有明显混浊,但无颗粒出现。

++:有明显白色混浊,并出现颗粒。

+++:有明显混浊,并有絮状白色沉淀。

++++:有严重混浊,并有大凝块下沉。

【注意】

1. 开始加热试管上段尿液时,要注意转动试管使之受热均匀,以防试管受热不均破裂。加热时试管管口不要对准人,以防溅出烫伤。

2. 操作程序务必是:加热→加酸→再加热。这样可以避免盐类析出所致的假性混浊,便于检出微量蛋白质。

3. 尿液 pH<3.0 或 pH>9.0 均可使本法结果出现假阴性,因此,实验前需要将 pH 调到 5.0~6.0。

4. 尿液中离子强度很低时,可使本法呈假阴性。因此,无盐或无饮食的患者因尿内电解质含量少,可致假阴性,需在标本中滴加饱和氯化钠溶液 1~2 滴后再进行实验。

5. 脓、血或生殖系统分泌物污染标本时,可出现假阳性,因此应尽可能指导患者采集中段尿送检。

6.尿液标本要新鲜,陈旧尿液因细菌生长可引起假阳性。

【评价】

磺基水杨酸法灵敏度高(50～100mg/L),操作简便,且清蛋白、球蛋白以及本周蛋白都可呈阳性反应,为筛选试验之首选。缺点是本法干扰因素较多,容易出现假阳性。

加热乙酸法是最经典的方法,结果准确可靠,灵敏度为 150mg/L,常是蛋白质定性的确证实验。本法缺点是灵敏度稍低,操作步骤繁琐。

试带法操作简便、快速,结果既可用肉眼观察,又可用尿液自动分析仪进行判断,已经在临床普及应用,适用健康人群的普查,尤其是肾脏疾病的筛查。

【思考题】

尿蛋白定性的方法有哪些? 各有何优缺点?

实验 2.15　尿葡萄糖定性检查

【目的】

熟悉尿葡萄糖定性实验的原理,掌握尿葡萄糖定性的意义。

【原理】

在高温、碱性溶液中,葡萄糖或其他还原性糖的醛基将班氏试剂中的蓝色硫酸铜还原为黄色氢氧化亚铜,进一步形成红棕色氧化亚铜沉淀,根据沉淀的颜色判定葡萄糖的含量。

【试剂】

班氏试剂:将硫酸铜($CuSO_4 \cdot 5H_2O$)13.4g 溶于蒸馏水 100ml 中,加热助溶。将枸橼酸钠($Na_3C_6H_5O_7 \cdot 2H_2O$)42.5g、无水碳酸钠($Na_2CO_3$)25.0g 溶于约 700ml 蒸馏水中,加热助溶。冷却后,将硫酸铜溶液缓缓倒入枸橼酸钠与碳酸钠的混合液中,边加边混匀,蒸馏水加至 1000ml,混匀,过滤后备用。

【器材】

酒精灯、刻度滴管、试管、试管夹。

【内容】

1.鉴定试剂质量

取试管一支,加班氏试剂 2ml,用试管夹夹持试管上端,于酒精灯火焰上加热至沸腾,观察试剂的颜色及性状。若试剂为清晰蓝色,即可进行下一步试验。

2.加尿液

加入尿液约 0.2ml(班氏试剂和尿液的比例是 10∶1)于上述试管中,混匀。

3.加热煮沸

继续加热至沸腾 1～2min,或至沸水中煮沸 5min。

【结果】

自然冷却后,观察,并按表 2.15.1 进行结果判断。

表 2.15.1　尿糖定性班氏法结果判断标准

反应现象	报告方式	约含糖量(g/dl)
仍呈蓝色清晰透明	—	
蓝绿色半透明,冷却后有少量绿黄色沉淀	±	
翠绿色不透明,有少量绿黄色沉淀(绿色为主)	+	< 0.5
煮沸 1min 呈黄绿色混浊,有较多黄绿色沉淀(黄色为主)	++	0.5～1
煮沸 15s 呈土黄色混浊,有大量土黄色沉淀	+++	1～2
开始沸腾即显棕红色沉淀	++++	> 2

【注意】

1.容器要清洁、干燥,尿液必须新鲜,尿液标本久置,细菌繁殖分解糖,可使结果偏低。

2.检验轻型糖尿病患者时,应留取餐后 2h 的尿液标本。

3.试剂与尿液的比为 10:1,尤其是糖尿病病人在降糖药物治疗监督中,更应注意此比例的准确性。

4.煮沸的时间不能少于 1min,煮沸尿液时应不断振摇试管,以防液体沸腾溅出。

5.尿中有大量尿酸盐时,煮沸后出现混浊并显绿色,但冷却后沉淀不显黄色,因而观察结果要在自然冷却后进行。尿中有大量铵盐时,可抑制氧化亚铜的生成,需在尿液中加碱煮沸除去氨后再测定。尿中有大量蛋白质时也影响铜盐的生成,应加热煮沸过滤除去蛋白质后再测定。

【意义】

1.血糖过高性糖尿

见于糖尿病、甲亢、肾上腺皮质功能亢进、指端肥大症、巨人症或嗜铬细胞瘤等。

2.血糖正常性糖尿

见于慢性肾小球肾炎、肾病综合征、肾间质性疾病及家族性糖尿病。

3.暂时性糖尿

大量食糖或输入葡萄糖、应激性糖尿、新生儿糖尿、妊娠性糖尿、药物性糖尿等。

4.其他糖尿

哺乳期妇女、肝功能不全者、进食过多的乳糖等。

【评价】

尿糖定性方法常用的有班氏法和干化学试带法。班氏法稳定,灵敏度为 5.5mmol/L,但缺乏特异性。尿中其他糖类(果糖、乳糖等)和许多还原性物质(肌酐、尿素、维生素 C 等)都可起反应,因此容易出现假阳性。本法逐渐被葡萄糖氧化酶试带法取代。

【思考题】

尿糖定性班氏法的注意事项有哪些?

实验 2.16　尿液干化学自动分析仪

【目的】

熟悉尿液干化学自动分析仪(automated dry chemistry analyzer,ADCA)的原理和使用方法。

【原理】

尿液干化学分析仪一般是通过检测尿干化学试带表面的颜色变化来判断物质含量的。仪器将特定波长的光线照射到试带反应区表面,当试带反应区的颜色比较浅时,大部分光线被反射回去,如果试带反应区的颜色变深,表明大部分光线被吸收。不同型号的仪器用于接收和分析反射光信号的方法不同,如用球面积分仪、光电二极管、光导纤维等来接收和分析反射回的光线强度,再根据光线转化原则,将反射信号转换和换算为相应的物质的浓度值。

目前,应用最为广泛的是多联试纸条,即将多种检测项目的试剂块,按一定间隔、顺序固定在同一条带上的试纸条,一次可测定多个项目。试纸条从上到下分为四层:第一层为尼龙膜,起保护作用,防止大分子物质对反应的污染。第二层为绒制层,它包括碘酸盐层和试剂层,碘酸盐层可破坏维生素 C 等干扰物质,试剂层含有试剂成分,主要与尿液中所测定物质发生化学反应,产生颜色变化。第三层为吸水层,可使尿液均匀、快速地浸入,并能抑制尿液流到相邻反应区。第四层以尿液不浸润的塑料片作为支持体。

2.试剂带反应的原理

(1)酸碱度(pH)

酸碱指示剂法。有甲基红和溴麝香草酚蓝两种指示剂,其变色范围为 pH4.5～9.0,在酸性尿中显橙红色,在碱性尿中显蓝色。

(2)白细胞(LEU)

白细胞酯酶法。粒细胞中存在酯酶,可作用于吲哚酚酯,使其释放吲哚酚,吲哚酚与重氮盐发生反应而产生由黄到紫的颜色变化,颜色的深浅与白细胞含量成正比。

(3)亚硝酸盐(NIT)

亚硝酸盐还原法。引起泌尿道感染的某些细菌,如大肠埃希菌,可使硝酸盐还原为亚硝酸盐。亚硝酸盐与氨基苯砷酸发生重氮反应,其产物与 N-萘基乙二胺偶联,生成黄至红色的化合物。

(4)蛋白质(PRO)

pH 指示剂蛋白误差法。蛋白质与染料结合形成复合物而产生黄经绿到蓝的颜色变化,对尿中白蛋白的反应比对球蛋白、血红蛋白和本周蛋白更为灵敏。

(5)葡萄糖(GLU)

葡萄糖氧化酶法。葡萄糖氧化酶特异性氧化 β-D-葡萄糖,生成葡萄糖醛酸和过氧化氢。过氧化氢在过氧化物酶的作用下,使指示剂氧化而呈蓝色经绿色至棕色的色泽变化。

(6)酮体(KET)

亚硝基铁氰化钠法。在碱性条件下,亚硝基铁氰化钠与尿液中的乙酰乙酸、丙酮起反应,发生黄色到紫色的颜色变化。

(7)尿胆原(URO)

重氮法。在强酸性条件下,尿胆原与试剂带上的重氮盐起偶合作用,生成樱红色化合物。

(8)尿胆红素(BIL)

偶氮反应法。在酸性介质中,胆红素与试剂带上的 2,4-二氯苯胺重氮盐起特异偶合作用,生成偶氮化合物,并与胆红素的浓度相对应产生黄到红的颜色变化。

（9）隐血（BLD）

血红蛋白类过氧化物酶法。血红蛋白中的亚铁血红素具有过氧化物酶的作用，可催化分解试剂带中的过氧化物，释放出氧，将邻甲苯胺氧化成蓝色化合物。

（10）尿比重（SG）

多聚电解质离子解离法。存在阳离子时，试剂带上的多聚氧化物电解质与尿中电解质发生离子交换，多聚电解质换出 H^+，使 pH 值降低，使溴麝香酚蓝（pH 指示剂）呈蓝色。随着尿液和相对密度的增高，颜色从蓝色经绿色至黄绿色。

（11）维生素 C（Vit C）

还原法。维生素 C 将染料由蓝色还原成红色。

（12）校正块（空白块）

尿在试剂块上分布的状态及尿本身的颜色一般都会给测定带来误差，设校正块就是为了排除产生误差的因素。各项目都使用同一校正块。

【器材】

尿液干化学自动分析仪及配套试剂条。

【内容】

以京都 AX－4280 尿液干化学分析仪的操作为例。

1.准备消耗性物品（洗涤液、试纸条），清理废弃物（用过的试纸条、废液）。

2.按下仪器右下方绿色电源开关按钮，等待分析仪待机状态。

3.按NO.键，输入质控号 901，确认无误后按START键，开始质控程序检测。

4.质控通过后，开始常规检测先按NO.键，再按ENTER键设置检测开始号（如输入样本号 001），再次按ENTER确认信息。按START键，开始检测。

5.把样本放入试管架上，直接把试管架放在传输带的导轨上，按START键开始分析。

6.单击菜单键上的WASH按钮，显示清洗界面。按开始键START启动主机关机程序，吸样针在 STAT 支架中开始吸洗涤液。开始清洗比重单元和液流路线，同时显示剩余的清洗时间。清洗结束后关闭仪器电源开关。

【报告方式】

尿液干化学自动分析仪检测完毕后，数据会自传输到实验室信息系统，显微镜复查后，打印出检验报告单。

【注意】

1.盛尿标本的容器要干燥、清洁，防止残留的洗涤剂和消毒剂干扰测定，最好一次性使用。

2.尿标本要新鲜，不加防腐剂，立即送检。放置过久会使细胞和管型溶解，影响检测的准确性。

3.女性尿液标本常混有阴道分泌物、月经血等，应冲洗外阴后再留中段尿。

4.不要用手摸试剂条的试剂块部分，以防污染试剂块，同时注意避免其他挥发性药品对试剂块的污染。

5.检测时，试剂条的试剂块部分应迅速、完全浸入尿中，浸入的时间不宜太长或太短，以免影响测定。

6.服用、注射大量维生素 C 会使部分尿液干化学自动化分析仪的亚硝酸盐、尿胆红素、尿胆原、葡萄糖、隐血检测结果偏低或出现假阴性。

7.试带法尿蛋白检测仅对白蛋白敏感,若怀疑尿中含有球蛋白、血红蛋白或本周蛋白,应用磺柳酸法做尿蛋白定性检测。

【意义】

尿液干化学分析检测项目及临床意义见表2.16.1。

表 2.16.1 尿液干化学分析及临床意义

检测项目	参考范围	临床意义
隐血(BLD)	阴性	用于肾脏、泌尿道疾病及其他相关疾病出血的诊断、治疗
蛋白质(PRO)	阴性	用于肾脏疾病及其他相关疾病的诊断、治疗、预后等
白细胞(LEU)	阴性	用于泌尿系统及邻近组织器官感染或炎症性疾病的诊断
胆红素(BIL)	阴性	用于黄疸的诊断和黄疸类型的鉴别诊断。
酮体(KET)	阴性	用于糖代谢障碍和脂肪不完全氧化疾病或状态的诊断,强阳性试验结果具有医学决定价值。
尿胆原(UBG)	阴性	尿胆原结合血清胆红素、尿胆红素和粪胆原等检查,主要用于黄疸的诊断和鉴别诊断。
亚硝酸盐(NIT)	阴性	用于尿路细菌感染的快速筛检。
葡萄糖(GLU)	阴性	主要作为糖尿病筛检和病情判断的检测指标,联合血糖,可以提高诊断的准确性。尿糖阳性常见于:糖尿病,库欣综合征,甲亢等疾病。
酸碱度(pH)	4.5～8.5	主要用于了解体内酸碱平衡情况,监测泌尿系统患者的临床用药情况。
尿比重(SG)	1.003～1.030	用于了解尿液中固体物质的浓度,估计肾脏的浓缩功能。
维生素 C(Vit C)	阴性	尿液中的 Vit C 对胆红素、血红蛋白、葡萄糖及亚硝酸盐可产生严重的负干扰。因此 Vit C 的检测作用在于提示其他项目检测结果的准确性,防止假阴性的出现。
颜色(color)	—	生理性变化主要是尿色素、尿胆原等对尿颜色的影响。饮水过多时尿液色淡。病理性变化常见有:血尿,提示泌尿生殖系统或全身性的疾病等;乳糜尿,脓尿等。

【评价】

尿液干化学分析仪各测试项目的主要检测原理是根据多联试纸条上各自对应膜块化学反应后颜色变化的深浅来确定尿液中的含量。因此,任何外源性物质或人为因素对尿标本或对多联试纸条膜块的干扰,均可引起结果的错误,出现假阳性或假阴性。多联试纸条虽然使用方便,但其化学反应复杂,且不同试纸条的试剂成分不同,故反应呈色、灵敏度、特异性不同,因此要十分重视检测前、中、后的质量控制。

【思考题】

1.尿液干化学自动分析仪的检测原理是什么?

2.试剂带浸入尿液中的时间长短对检测结果的影响如何?

实验 2.17　尿液显微镜检查

【目的】

掌握尿沉渣非染色法显微镜检查的内容和方法。

【原理】

采用显微镜观察的方法,根据尿液细胞、管型、结晶等有形成分的形态特征,识别并正确报告所观察的结果。

【器材】

离心机(水平式、离心半径为 15cm)、载玻片、刻度离心管、滴管、盖玻片。

【内容】

1.取 10ml 混匀的新鲜尿液加入离心管中,用离心半径为 15cm 的水平离心机,以 1500r/min 离心 5min。标本为明显脓尿或血液时,可不必离心,但报告时应注明未离心。

2.取出离心管,倾去上层液体,约剩下 0.2ml,混匀试管底部沉淀物。

3.用吸管取出沉淀物,滴在载玻片上进行镜检,可用盖玻片覆盖。镜检时,光线应较弱,先用低倍镜(10×10)观察全片,再用高倍镜(40×40)仔细观察。检查细胞至少应观察 10 个高倍视野,管型至少应观察 20 个低倍视野。

4.显微镜下各种有形成分的形态

(1)上皮细胞

分为扁平上皮细胞、大圆上皮细胞、尾形上皮细胞和小圆形上皮细胞,见图 2.17.1。

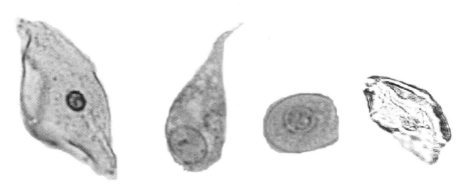

图 2.17.1　上皮细胞

1)扁平上皮细胞:相当大的多角形细胞;细胞核小而圆。来自膀胱和阴道的黏膜上皮。大量出现说明泌尿道有黏膜炎性病变。

2)大圆上皮细胞:细胞体大而圆,较扁平上皮细胞略小;细胞核小而圆。来自泌尿道上皮中层。在正常尿内偶见,发生膀胱炎时可成片脱落。

3)尾形上皮细胞:长 20～40μm,呈尾形或纺锤形,细胞核较大,呈椭圆或圆形。来自尿路黏膜深层。在正常尿中不出现,在泌尿道发生较重炎症时出现。

4)小圆上皮细胞:较白细胞略大,呈圆形或多边形;细胞核大而圆,核膜清楚;在细胞质中可见空泡,含有颗粒。在正常尿内少见,肾小管病变时可大量出现。

（2）血细胞

常见红细胞、白细胞，见图 2.17.2。

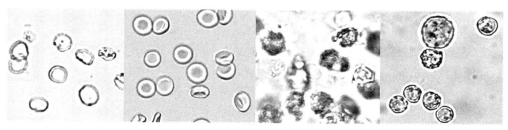

图 2.17.2　红细胞（左 1 和左 2）和白细胞（右 1 和右 2）

1）红细胞：新鲜红细胞为淡黄色，略有折光性，无细胞核。在高渗尿内，红细胞可被皱缩成锯齿状或星形；在低渗尿内，红细胞可使血红蛋白逸出而成为大小不等的空环，称之为影细胞。在正常尿内，无红细胞或偶见，血尿见于肾炎、膀胱炎、肾结核、肾结石、肾盂肾炎等。

2）白细胞：尿内白细胞以中性分叶核细胞多见，直径为 $10\sim12\mu m$，略大于红细胞，细胞核清晰可见。在正常尿中可有少量白细胞，离心后每个高倍视野内不超过 3 个。脓细胞是指在炎症过程中死亡的中性粒细胞。其外形多不规则，细胞质内充满颗粒，内部结构不清楚，看不清细胞核，量较多且易粘结成团，通常大量存在。在正常尿液内无脓细胞，当泌尿道有化脓性炎症（如膀胱炎、肾结核、肾盂肾炎等）时，可出现较多白细胞和脓细胞。

（3）管型

是蛋白质在肾小管内凝集而成的圆柱形结构，两边平行，两端钝圆。尿内有大量管型出现时，说明肾有病理性改变。因结构不同，管型分为：

1）透明管型：无色、透明，质地均匀，基本不含颗粒，需在弱光下观察。偶见于正常尿液内，当持续、大量存在时才表示肾有病变，见图 2.17.3。

2）颗粒管型：透明管内含颗粒，颗粒体积超过管型体积的 1/3 时，称为颗粒管型。按颗粒大小不同，分为细粒和粗粒两种，见图 3.17.4。颗粒管型常见于急、慢性肾小球肾炎。

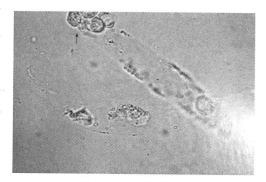

图 2.17.3　透明管型

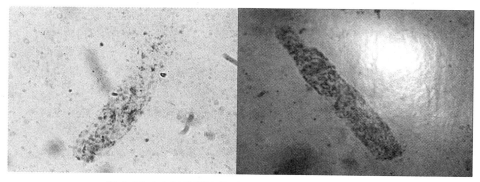

图 2.17.4　细粒颗粒管型（左）和粗粒颗粒管型（右）

3）细胞管型：透明管型内所含细胞体积超过管型体积的 1/3 时，称为细胞管型。分为红细胞管型、白细胞管型和上皮细胞管型，见图 2.17.5～图 2.17.7。细胞管型的出现表示肾病处于急性期。

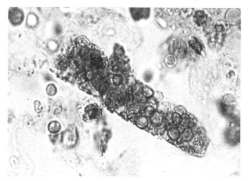

图 2.17.5　红细胞管型

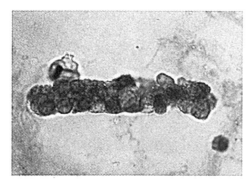

图 2.17.6　白细胞管型

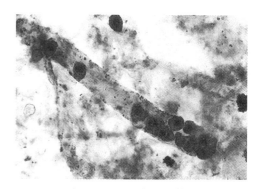

图 2.17.7　上皮细胞管型

4）蜡样管型：浅灰色、蜡黄色，有折光性，较厚，较粗而短，两端不齐而呈折断状，边缘常有缺口，有时形如分节或扭曲状，颇似石蜡，见图 2.17.8。见于慢性肾小球肾炎晚期及肾淀粉样变性。

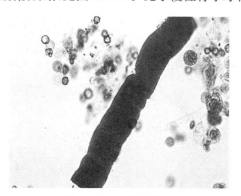

图 2.17.8　蜡样管型

（4）结晶

1）生理性结晶：多来自食物及机体正常的代谢，持续大量出现在新鲜尿液内时，是尿路结石的诊断依据。常见的种类有草酸钙结晶、尿酸结晶、非晶形磷酸盐结晶等，见图 2.17.9～图 2.17.11。

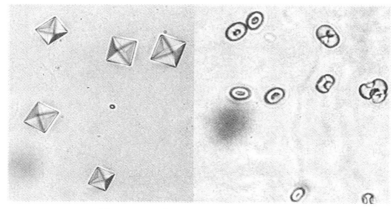

图 2.17.9　草酸钙结晶（八面体、饼状）

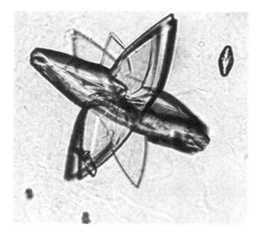

图 2.17.10　尿酸结晶

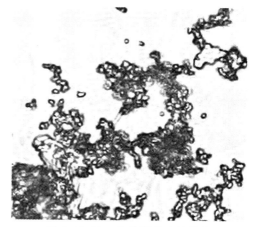

图 2.17.11　非晶形磷酸盐结晶

2)病理性结晶：与各种疾病因素和某些药物在体内代谢异常有关。胱氨酸结晶是肾或膀胱结石的征兆；酪氨酸结晶可见于大量坏死的疾病；胆固醇结晶可见于膀胱炎、肾盂肾炎等患者,见图 2.17.12～图 2.17.15。

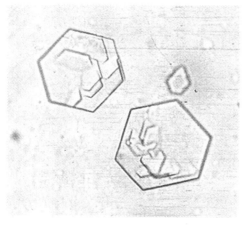

图 2.17.12　胱氨酸结晶

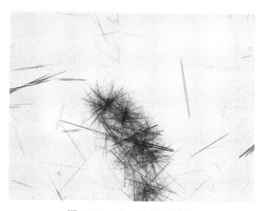

图 2.17.13　酪氨酸结晶

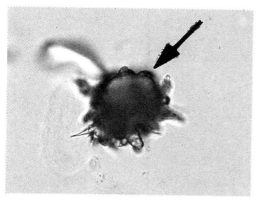

图 2.17.14　尿酸铵结晶

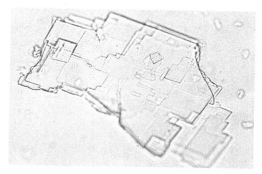

图 2.17.15　胆固醇结晶

（5）微生物

尿液中可见杆菌、球菌、霉菌孢子等微生物,见图 2.17.16。

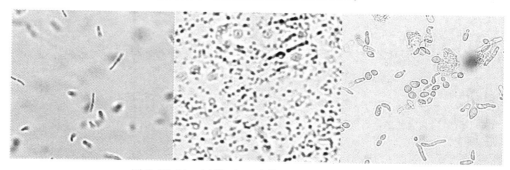

图 2.17.16　杆菌(左)、球菌(中)、霉菌孢子(右)

【报告方式】

1.细胞

以高倍视野所见最低和最高数字表示,如白细胞 0～5/HP,也可用＋～＋＋＋＋表示。尿沉渣报告方式对照,见表 2.17.1。

表 2.17.1　尿沉渣报告方式对照表

类型	阴性	偶见	＋	＋＋	＋＋＋	＋＋＋＋
红细胞/HP	0	0～2	3～10	11～30	＞30	满视野
白细胞/HP	0	0～3	4～10	11～30	＞30	满视野
上皮细胞/HP	0	0～3	4～10	11～30	＞30	满视野
管型/LP	0	0～1	1～5	6～10	11～30	＞30

2.管型

以低倍视野所见最低和最高数字表示,如透明管型 0～1/LP,也可用＋～＋＋＋＋表示。

3.结晶

以高倍镜检查,按每占据 1/4 高倍视野区为"＋",用＋～＋＋＋＋报告结果。

【注意】

1.盛尿液的容器必须清洁、干净、透明。

2.尿液以新鲜尿液为准,标本采集后应在 2h 内检查完毕。

3.应留中段尿,女性患者应避免混入阴道分泌物。

4.尿液离心、涂片、显微镜检查时的条件一致,以便对比。

【参考】

离心法

红细胞:0～3/HP;

白细胞:0～5/HP;

上皮细胞:少见;

管型:0～偶见/LP;

结晶:少见。

【思考题】

尿沉渣检验的主要有形成分有哪些?

实验 2.18　尿液有形成分分析仪

【目的】

熟悉尿液有形成分分析仪(formed elements of urine analyzer)的检测原理及临床应用。

【原理】

目前尿液有形成分分析法主要有两大类:显微镜计算机扫描法和尿流式细胞分析仪法。

1.显微镜计算机扫描法

典型的仪器有 IQ200、IVE－763 等。这类仪器主要有五大部分组成:显微镜系统、数码摄像头、专用计数板或流动计数池、自动进样系统、电脑和相应的软件。这类仪器普遍采用自动显微镜系统,即根据预先设定的条件,显微镜自动切换低倍镜和高倍镜,自动调整焦距,载物台可自动按水平和垂直方向移动。尿液样本(离心或未离心新鲜标本)通过自动吸引的自动进样系统或手工添加的方式充入计数板或流动计数池中,在显微镜物镜镜头下沉淀一段时间,摄像头可在低倍镜下和高倍镜下按一定的位置和行走路线拍摄一定量的尿液有形成分图像,所拍摄的数码影像被传入计算机内,计算机软件将图像进行处理和编辑后,在屏幕上显示。仪器能自动识别图像,操作者也可根据图像的特点判断尿液有形成分的类别。仪器根据人工识别或确认后的数量自动计数换算成每微升尿液中细胞和各类有形成分的数量,可得到尿中红细胞、白细胞、各类管型、各类上皮细胞、各类结晶、精子等多项指标。

2.尿流式细胞分析仪法

典型的仪器如 Sysmex UF－1000,它采用流式细胞分析仪术、电阻抗法和荧光染色技术分析尿液中的有形成分。经过自动荧光染色处理后的尿标本在鞘流的带动下排成一列进入检测部,由激光照射通过流动室的所有细胞和非细胞成分。根据染色原理和细胞的特点,荧光强度(Fl)可反映细胞膜、核膜、线粒体和核酸的情况,前向散射光强度(Fsc)和电阻抗技术可反映细胞的横向面积,前向散荧光脉冲宽度(Flw)反映细胞质的长度,前向散射光脉冲宽度(Fscw)可反映细胞的长度。将仪器检测并收集到的荧光强度信号、散射光信号、电阻抗信号转变为相应的数据,产生特定的散点图和直方图,从而得到尿中细胞和各种有形成分的初步筛查数据。例如,可得到红细胞、白细胞、上皮细胞、管型、细菌的定量结果;还可对某些成分,如病理性管型、结晶、精子、小圆上皮细胞、酵母样细胞进行提示性报告和定量报告。

【器材】

尿液有形成分分析仪及配套试剂。

【内容】

Sysmex UF - 1000 尿液有形成分分析仪的操作为例。

1. 打开 IPU 电源、总开关和启动开关,仪器自动进行自检。依次执行液体机械部件初始化、温度稳定化、自动清洗、本底检查等操作。

2. 样本分析分为手动模式和进样器模式。当仪器处于就绪状态或者手动抽吸就绪状态时,两种模式均可执行。

3. 在自动进样器模式下,样本被放置在样本架上自动搅拌与抽吸,然后进行分析。使用样本架型进样器,一次可自动分析 50 个样本。在该模式下,系统自动搅拌、抽吸并按照下列步骤处理样本:①准备样本;②输入分析所需的信息(样本架位置、试管位置);③样本分析。

4. 手动模式下,当仪器处于就绪状态时就可以执行手动模式分析。在该模式下,由操作人员手工搅拌样本,并将尿样试管放置于分析位置,按照下列步骤处理样本:①采集并准备样本;②输入必要的信息(样本号、样本状态及患者 ID);③样本分析。

5. 如果仪器处于连续运行状态,在每天分析结束后或者至少每 24h 或每 500 个样本执行一次关机操作。仪器关机的步骤为:运行主机关机程序→关闭主机电源→关闭 IPU→关闭操作系统(关闭 IPU 电源)→关闭打印机电源。

【意义】

尿液有形成分定量分析及临床意义,见表 2.18.1。

表 2.18.1 尿液有形成分定量分析及临床意义

报告项目	参考范围 /μl	临床意义
红细胞(RBC)	男:0～13.6 女:0～22.7	见于肾炎、膀胱炎、肾结核、肾结石、肾盂肾炎等。除了红细胞的颗粒数外,还提供红细胞的形态学信息
白细胞(WBC)	男:0～13.2 女:0～16.9	炎症时出现大量的白细胞,大多为脓细胞,淋巴细胞多见于肾移植排异反应,间质性肾炎可见较多嗜酸性粒细胞
上皮细胞(EC)	男:0～5.2 女:0～39.6	在感染或器械刺激时可大量出现,也可因阴道分泌物污染尿液而增多
管型(CAST)	男:0～0.40 女:0～0.56	正常可出现少量透明管型,无临床意义。病理管型种类很多,不同类型出现表示病变发生在肾的不同部位
结晶(X'TAL)	—	分生理性和病理性结晶
小圆上皮细胞(SRC)	—	如出现肾小管上皮,以急性肾小球肾炎时最为多见。成堆出现时,表示肾小管有坏死性病变
黏液丝	正常可见	大量存在时,表示尿道受刺激或有炎症反应
细菌(BACT)	男:0～26.4 女:0～130.7	当 WBC>10/μl,BACT>10^5 时,提示泌尿系感染

【分析】

把干化学与有形成分分析仪及显微镜检查有机结合起来,能有效地解决单一方法引起的假阳性/假阴性问题,并能满足准确和多参数报告的需求。由于两种方法采用原理不同,故在干化学、有形成分分析仪(又称沉渣分析)和显微镜检查三者结果,有时会出现不一致的情况,如:

1.红细胞

(1)干化学法(＋)镜检法(－)沉渣分析(－)

解释:①干化学法采用血红蛋白类过氧化物酶法,因此,当某些原因导致红细胞破坏而释放出血红蛋白时,化学法可出现阳性,而镜检法和沉渣分析只针对成型红细胞,故检测结果阴性。②尿液中热不稳定酶、肌红蛋白或菌尿引起化学法的假阳性。故在临床工作中强调采用新鲜的标本,采集后尽快送检,保证标本在 2h 之内检测完成。

(2)干化学法(－)镜检法(－)沉渣分析(＋)

解释:①当沉渣分析报告中出现高浓度的酵母细胞时,部分酵母细胞计数有交叉作用。②若尿液中有结晶也会造成红细胞计数的升高。这种情况通过镜检确认可以排除。

(3)干化学法(－)镜检法(＋)沉渣分析(＋)

解释:尿液中 Vit C 的存在,可竞争性抑制反应,产生化学法假阴性结果。结果以镜检和沉渣分析为准。

(4)干化学法(＋)镜检法(＋)沉渣分析(－)

解释:沉渣分析的假阴性,非常少见。特殊病例和特殊情况下,红细胞不易被染液染色或被其他染料染色,如接受过眼底荧光血管造影的病人,由于尿中有荧光染料,会明显影响沉渣分析的结果;此外,服用过可以产生荧光染料类似作用的药物和抗生素,以及使用甲苯、汞类防腐剂、酒精、福尔马林、戊二醛等都可以影响体外尿样本中红细胞的检测,此时可以通过镜检和干化学法来进一步确认。

2.白细胞

(1)干化学法(＋)镜检法(－)沉渣分析(－)

解释:①化学法原理采用中性粒细胞酯酶法,尿液在膀胱贮存时间过长或其他原因致使白细胞破坏,引起化学法阳性,而镜检和沉渣分析阴性。②尿标本污染甲醛、高浓度胆红素、某些药物或是有大量上皮细胞,可导致干化学法出现假阳性。故在临床工作中强调标本采集后尽快送检,保证标本在 2h 之内检测完成。

(2)干化学法(－)镜检法(＋)沉渣分析(＋)

解释:①当尿液白细胞以淋巴细胞或单核细胞为主时,干化学法检测不到。②尿液中有 Vit C、先锋霉素、庆大霉素或尿蛋白,且浓度大于 5g/L 时,干化学法出现假阴性。③尿 pH <5 时,抑制了中性粒细胞酯酶的活性,是尿常规中的显色偏低。这种情况以镜检和尿有形成分结果为准。

(3)干化学法(－)镜检法(－)沉渣分析(＋)

解释:可能是因为上皮细胞胞浆被溶解至只剩下裸核,其荧光强度和前散射光强度等指数和白细胞相似而造成的。可以通过镜检来确认。

3.细菌

干化学法(－)沉渣分析(＋)

解释:可能是因为细菌在膀胱内停留的时间较短,其生成的亚硝酸盐还原酶不足以将硝酸盐还原。这种情况多见于门诊标本,住院病人少见,建议尽量使用晨尿检验。

4.管型

干化学法(一)镜检法(一)沉渣分析(+)

解释:通常管型出现会伴有尿蛋白阳性,常见于以下几种情况:①黏液丝吸附于被荧光染色的物质,沉渣指数接近管型。②存在较多上皮细胞。③存在较多白细胞,尤其是脓细胞,在鞘流中容易形成串珠状排列,被仪器误认为管型。这种情况可以通过镜检加以鉴别。

5.上皮细胞

镜检法(一)沉渣分析(+)

解释:尿液中含有大量白细胞、滴虫等,可干扰上皮细胞检测,须用镜检法予以排除。

【注意】

1.应该使用新鲜尿液进行检查,尿量应该在 5ml 以上。

2.一般在低倍镜图像下观察和计数管型等较大成分,在高倍镜图像下辨认血细胞等比较小的成分。

3.当图像不够清晰并无法准确判断时,应采用传统离心法,在显微镜下仔细观察和镜检复查。

4.每日需使用专用质控物对仪器进行质控测定,结果在允许范围内时才可进行常规尿沉渣分析。

5.仪器提示显示"REVIEW"信息时,需人工镜检复核标本。

6.仪器不能对管型种类、结晶类型、上皮细胞种类进行细致分类,如出现阳性,需人工镜检鉴定类型。

【评价】

显微镜计算机扫描法尿液有形成分分析,经过严格的定时、定速离心,留取定量的尿沉渣,以标准单位定量报告,同手工显微镜方法相比,具有分析标准定量、视野清晰、精确度较高等优点。流式细胞术尿有形成分分析,尿液不需要离心,标本用量少,检测细胞多,检测速度快,易于质量控制和标准化,检测精确度也较高。但是尿液有形成分分析仪目前尚不能检出滴虫、药物结晶以及异常细胞、病理管型等重要成分,不能完全取代显微镜镜检,只是个过筛试验。

【思考题】

1.尿液有形成分分析仪的检测原理是什么?

2.解释干化学、尿沉渣分析和显微镜检查三者结果出现不一致时的原因?

实验 2.19　脑脊液化学检查

【目的】

掌握脑脊液的化学检查中蛋白定性试验的方法和临床意义。

【原理】

脑脊液蛋白定性试验又称为潘氏试验(Pandy test)。原理为脑脊液中球蛋白与苯酚结合,形成不溶性蛋白盐而产生白色混浊或沉淀。

【试剂】

饱和苯酚溶液:取纯苯酚溶液 10ml,加蒸馏水至 100ml,用力振摇,重复混匀,置 37℃ 孵箱内 1～2d,待完全溶解后,置棕色瓶内避光保存。

【器材】

小试管、刻度吸管、滴管。

【内容】

1.取 2～3ml 饱和苯酚溶液加入小试管内。

2.用滴管垂直滴加脑脊液标本 1～2 滴。

3.在黑色背景下立即肉眼观察结果。

【结果】

一:清晰透明;

±:微呈云雾状,在黑色背景下才能看到;

＋:白色云雾状;

＋＋:白色混浊;

＋＋＋:白色浓雾状;

＋＋＋＋:立即形成白色凝块。

【注意】

1.当室温低于 10℃ 时,应将饱和苯酚溶液保存在 37℃ 温箱中,否则饱和度下降可导致假阴性。

2.标本中如红细胞较多,可先离心后取上清液检测。

【意义】

正常脑脊液的潘氏试验结果多为阴性,脑脊液中蛋白阳性及含量增高见于神经系统感染性疾病,如化脓性脑膜炎、结核性脑膜炎时明显增高,病毒性脑膜炎、流行性乙型脑炎时轻度增高;颅内和蛛网膜下腔出血;蛛网膜下腔梗阻;颅内占位性病变。

【评价】

正常脑脊液中蛋白仅 0.2～0.4g/L,且以清蛋白为主。潘氏试验所需标本量较其他方法少,操作简单,结果观察较为明确,适用于基层临床实验室,但此法过于敏感,少数正常人亦可出现弱阳性结果。

【思考题】

脑脊液潘氏球蛋白定性试验的临床意义是什么?

实验 2.20　浆膜黏蛋白定性试验

【目的】

掌握浆膜腔积液黏蛋白定性实验方法和临床意义。

【原理】

黏蛋白定性实验也称为李凡他试验(Rivalta test)。由于炎症刺激浆膜腔上皮细胞分泌黏蛋白增加,黏蛋白是一种多糖和蛋白质的复合物,是酸性糖蛋白,其等电点为 pH 3～5,可以在稀乙酸中析出白色沉淀。

【试剂】

冰乙酸、蒸馏水。

【器材】

100ml 量筒、滴管、小试管。

【内容】

1. 取 100ml 蒸馏水加入量筒中,滴入冰乙酸 2～3 滴,混匀,静止数分钟。

2. 在黑色背景下垂直滴加待测浆膜腔积液标本 2～3 滴于试管中。

3. 立即观察有无白色云雾状沉淀向下降落至试管底部及其速度。

【结果】

阴性:清晰不显雾状,或产生白色混浊不明显,或混浊很快扩散消失者为阴性;

弱阳性(±):渐呈白雾状,下沉约 2/3 量筒处消散;

阳性:浓厚的白色云雾状沉淀很快地下降,且形成较长的沉淀物,直至筒底。

【注意】

1. 加冰乙酸不宜过多,以免 pH 远离浆膜黏蛋白的等电点而产生假阴性。

2. 加入标本后,立即在黑色背景下观测结果。

3. 血性浆膜腔积液经离心沉淀后,用上清液进行本实验。

【意义】

常用于渗出液与漏出液的鉴别。漏出液多为阴性,渗出液多为阳性。

【评价】

该方法简便快速,不需特殊仪器和试剂,临床实验室常用。但病理状态下浆膜腔积液形成的机制多种多样,仅靠本实验阳性也不能完全区分渗出液与漏出液,临床符合率仅 60%。

【思考题】

浆膜黏蛋白定性试验应注意什么?

实验 2.21　血清葡萄糖测定

【目的】

了解葡萄糖氧化酶法测定血糖的原理,能进行血糖测定的操作,掌握血糖测定的临床意义。

【原理】

葡萄糖氧化酶(GOD)能将葡萄糖氧化为葡萄糖酸和过氧化氢。后者在过氧化物酶(POD)的作用下,分解为水和氧的同时将无色的 4-氨基安替比林与酚氧化缩合生成红色的醌类化合物,其颜色的深浅在一定范围内与葡萄糖浓度成正比,在 505nm 处测定吸光度,与标准管比较可计算出血糖的浓度。反应式如下:

$$葡萄糖 + O_2 + 2H_2O \xrightarrow{GOD} 葡萄糖酸 + 2H_2O_2$$

$$2H_2O_2 + 4\text{-}氨基安替比林 + 酚 \xrightarrow{GOD} 红色醌类化合物$$

【试剂】

1. 0.1mol/L 磷酸盐缓冲液(pH7.0):称取无水磷酸氢二钠 8.67g 及无水磷酸二氢钾

5.3g,溶于 800ml 蒸馏水中,用 1mol/L 氢氧化钠(或 1mol/L 盐酸)调节 pH 至 7.0,然后用蒸馏水稀释至 1L。

2.酶试剂:称取过氧化物酶 1200U、葡萄糖氧化酶 1200U、4-氨基安替比林 10mg、叠氮钠 100mg,溶于上述磷酸盐缓冲液 80ml 中,用 1mol/L NaOH 调 pH 至 7.0,加磷酸缓冲液至 100ml。置冰箱保存,4℃可稳定 3 个月。

3.酚溶液:称取重蒸馏酚 100mg,溶于 100ml 蒸馏水中,用棕色瓶贮存。

4.酶酚混合试剂:取上述酶试剂与酚溶液等量混合,4℃可保存一个月。

5.12mmol/L 苯甲酸溶液:溶解苯甲酸 1.4g 于约 800ml 蒸馏水中,加温助溶,冷却后加蒸馏水至 1L。

6.葡萄糖标准贮存液(100mmol/L):称取已干燥至恒重的无水葡萄糖 1.802g,溶于 12mmol/L 约 70ml 苯甲酸溶液中,并移入 100ml 容量瓶内,再以 12mmol/L 苯甲酸溶液加至 100ml。

7.葡萄糖标准应用液(5mmol/L):吸取葡萄糖标准贮存液 5.0ml 于 100ml 容量瓶中,加 12mmol/L 苯甲酸溶液至刻度。

【器材】
试管、吸管、试管架、恒温水浴箱、分光光度计。

【内容】
1.取 3 支试管,编号,按表 2.21.1 操作。

表 2.21.1 血糖测定操作步骤

加入物/ml	空白管	标准管	测定管
血清	—	—	0.2
葡萄糖标准液	—	0.2	—
蒸馏水	0.2	—	—
酶酚混合试剂	2.0	2.0	2.0

2.混匀,置 37℃水浴中保温 15min,在波长 505nm 处比色,以空白管调零,读取标准管及测定管吸光度。

3.计算

$$血清葡萄糖(mmol/L) = \frac{测定管吸光度}{标准管吸光度} \times 5.55$$

【参考】
3.9～6.1mmol/L。

【意义】
1.生理性高血糖
可见于摄入高糖饮食或注射葡萄糖后,或精神紧张,交感神经兴奋,肾上腺分泌增加时。
2.病理性高血糖
(1)糖尿病
常见于胰岛素绝对或相对不足的糖尿病患者。

（2）对抗胰岛素的激素分泌过多

如甲状腺功能亢进、肾上腺皮质功能及髓质功能亢进、腺垂体功能亢进、胰岛 α-细胞瘤等。

（3）颅内压增高

颅内压增高（如颅外伤、颅内出血、脑膜炎等）刺激血糖中枢，出现高血糖。

（4）脱水引起的高血糖

如呕吐、腹泻和高热等也可使血糖轻度增高。

3. 生理性低血糖

饥饿或剧烈运动、注射胰岛素或口服降血糖药过量。

4. 病理性低血糖

（1）胰岛素分泌过多

由胰岛 β-细胞增生或胰岛 β-细胞瘤等引起。

（2）对抗胰岛素的激素分泌不足

如腺垂体的功能减退、肾上腺皮质功能减退或甲状腺功能减退等。

（3）严重肝病患者

肝贮存糖原及糖异生功能低下，不能有效调节血糖。

【思考题】

血糖有哪些来源和去路？机体是如何调节血糖浓度恒定的？

实验 2.22　乙型肝炎病毒表面抗原测定

【目的】

熟悉酶联免疫吸附法（ESLIA）测定血清人乙型肝炎病毒表面抗原的原理和方法。

【原理】

采用单克隆抗-HBs 包被反应板，加入待测标本，同时加入多克隆抗-HBs-HRP，当标本中存在 HbsAg 时，该 HbsAg 与包被抗-HBs 结合，并与抗-HBs-HRP 结合形成抗-HBs-HbsAg-抗-HBs-HRP 复合物，加入 TMB 底物产生显色反应，反之则无显色反应。

【试剂】

乙型肝炎病毒表面抗原诊断试剂盒（48人份）：

微孔反应板	48孔
酶结合物	3.1ml×1瓶
阳性对照	0.5ml×1瓶
阴性对照	0.5ml×1瓶
洗涤液（用以前蒸馏水做25倍稀释）	20ml×1瓶
显色剂A	4.0ml×1瓶
显色剂B	4.0ml×1瓶
终止液	3.5ml×1瓶
封片	2片

【器材】

吸水纸、微量加样枪、酶标仪、37℃水浴箱。

【内容】

1.加样

每孔加入待测标本 $50\mu l$,设阴、阳对照各两孔,每孔加入对照液各 1 滴,并设空白对照 1 孔。

2.加酶结合物

每孔加入酶结合物 1 滴(空白对照孔除外),充分混匀,封板,置 37℃孵育 30min。

3.洗板

弃去孔内液体,洗涤液注满各孔,静置 5s,甩干,重复 5 次后拍干。

4.显色

每孔加显色剂 A 液、B 液各 1 滴,充分混匀,封板,置 37℃孵育 15min。

5.终止

每孔加入终止液 1 滴,混匀。

6.结果判断

肉眼判读或酶标仪判读。

【结果】

肉眼判读:有显色反应为阳性,无显色反应为阴性。

酶标仪判读:样品 OD 值/阴性对照平均 OD 值≥2.1 判断为阳性,否则为阴性(阴性对照 OD 值低于 0.05 作 0.05 计算,高于 0.05 按实际 OD 计算)。

【报告方式】

乙型肝炎病毒表面抗原(HbsAg):阳性(或阴性)。

【注意】

1.冷藏环境中取出的试剂盒及标本使用前应置室温平衡 30min 后才可测试定。

2.使用前试剂应摇匀,并弃去 1~2 滴后垂直滴加。

3.结果判断需在反应终止后 10min 内完成。

4.本试剂盒应视为有传染性物质,按传染病实验室检查规程处理。

5.检测灵敏度 0.5ng/ml。

【思考题】

ESLIA 测定 HBsAg 的原理是什么?

第三部分　临床常用诊疗技术

本章节将经典的临床操作与国内外最新临床医疗进展相结合，全面详实地整合了临床实践过程中常用的核心诊疗操作技术，严格遵循执业医师考试大纲要求。

【目的】

1. 掌握常见临床操作技能的内容、顺序和方法。

2. 掌握常见临床操作技能的适应证和禁忌证。

【方法】

1. 观看临床操作技能检查的录像。

2. 教师在模型上进行操作示教，指出操作要领。

3. 学生两人一组互相检查，教师巡回查看、指导，并以规范操作纠正学生互检中出现的各种错误。结束时教师进行总结。

【内容】

详见各节分论。

实验 3.1　心电图

【目的】

1. 了解心电图的描记方法，并熟悉心电图的阅读顺序和分析方法。

2. 熟悉正常心电图各波的正常范围。

3. 熟悉几种常见的异常心电图特征（如心房、心室增大，心肌缺血，心肌梗死，期前收缩，心房颤动，房室传导阻滞等）。

4. 了解心电图报告的书写格式。

【方法】

1. 在教师指导下分析正常异常心电图的典型特征，并练习写出心电图诊断意见。

2. 根据心电图实习要求及内容，采用幻灯图片或投影图片，由学生分析讨论，然后由老师辅导讲解，以提高学生的分析诊断能力。

【内容】

（一）常规心电图导联连接法

1. 双极肢体导联

Ⅰ导联：将心电图机的正极接左臂，负极接右臂。

Ⅱ导联：将心电图机的正极接左腿，负极接右臂。

Ⅲ导联：将心电图机的正极接左腿，负极接左臂。

2. 加压单极肢体导联

将右臂、左臂及左腿的三个电极各通过一个高阻抗的电阻，用导线连在一点组成中心点端，将心电图机的负极接于中线电端，即称为无作用极；心电图的正极称为探测电极，分别接于右臂、左臂及左腿,并将肢体与中心电端相连的高值电阻断开,即可分别描得 aVR、aVL 及 aVF 导联的心电图,见图 3.1.1。

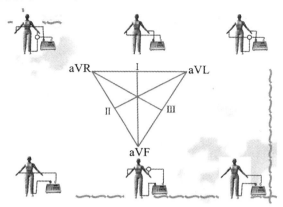

图 3.1.1　肢体导联示意图

3.单极胸导联(以 V 字表示)

把心电图机的负极接于中心电端,空测极分别置于胸前一定部位,即为单极胸前导联,见图 3.1.2。

V_1:探测电极置于胸骨右缘第 4 肋间。

V_2:探测电极置于胸骨左缘第 4 肋间。

V_3:探测电极置于 V_2 与 V_4 两点连线的重点。

V_4:探测电极置于左侧第 5 肋间与锁骨中线垂线相交处。

V_5:探测电极置于 V_4 水平与左腋前线相交处。

V_6:探测电极置于 V_4 水平与左腋中线相交处。

(二)心电轴

1.目测法

一般采用Ⅰ与Ⅲ导联中 QRS 主波的方向来估计心电轴有无偏移。如Ⅰ与Ⅲ导联中的 QRS 主波都向上,则表示电轴不偏;如Ⅰ中主波向上,则表示电轴左偏;如Ⅰ中主波向下,Ⅲ中的主波向上,则表示电轴右偏。

2.振幅法

根据Ⅰ与Ⅲ中 QRS 波幅的代数和,及其在六轴系统Ⅰ导联轴和Ⅲ导联轴上的位置,可算出心电轴所在的度数。正常心电轴,$-30°\sim +90°$;心电轴左偏,$-30°\sim -90°$;心电轴右偏,$+90°\sim +180°$;不确定电轴,$-90°\sim -180°$(图 3.1.3)。

(1)正常心电图

1)P 波:P 波代表心房除极的电位变化,一般呈钝圆形。Ⅰ、Ⅱ、aVF、V_4、V_5、V_6 导联波直立,aVR 导联向下,其余导联双向,倒置或低平均可。P 波宽度小于 0.12s,振幅在肢导联小于 0.25mV,在胸导联小于 0.2mV。

2)P-R 间期:从 P 波起点至 QRS 波群起点的间距,代表心房除极到心室除极的时间。P-R 间期的正常值为 $0.12\sim 0.20s$。

3)QRS 波群:QRS 波群代表心室除极的电位变化。QRS 波时间小于 0.12s,$V_{1,2}$ 导联波

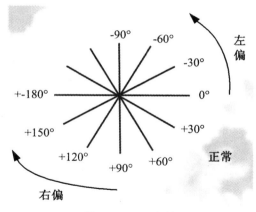

图 3.1.3　心电轴

呈 rS 波形,R_{v1} 小于 0.1mV。$V_{5、6}$ 导联波呈 qR、qRs、Rs 或 R 型,R 波振幅小于 2.5mV。V_1 至 V_6 R 波逐渐升高,S 波逐渐减少。$V_{3、4}$ 振幅,R 波振幅约等于 S 波振幅。Ⅰ、Ⅱ、aVF 主波向上,aVR 主波向下,R_{aVR} 小于 0.5mV,R_1 小于 1.5mV,R_{aVL} 小于 1.2mV,R_{aVF} 小于 2.0mV。Q 波时间小于 0.04s,振幅小于 $\frac{1}{4}$R(aVF 除外),$V_{1、2}$ 不应出现 Q 波,但偶尔可呈 QS 波。

4)J 点:J 点为 QRS 波的终末与 ST 段起始的交界点。复极提前,J 点上移。

5)ST 段:ST 段为 QRS 波的终末至 T 波起点的线段,代表心室缓慢的复极。ST 段一般为一等电线,ST 段下移小于 0.05mV。ST 段抬高,$V_{1、2}$ 小于 0.3 mV,V_3 小于 0.5 mV,$V_{4、6}$ 及肢导联小于 0.1mV。

6)T 波:T 波代表心室快速复极的电位变化。T 波方向与 QRS 波主波方向一致,T 波在Ⅰ、Ⅱ、$V_{4～6}$ 向上,aVR 向下,Ⅲ、aVL、aVF、$V_{1～3}$ 可向上、双向或向下。T 波振幅大于同导联的1/10R,但Ⅲ、aVL、aVF、$V_{1～3}$ 除外。

7)Q - T 间期:Q - T 间期值为 QRS 起始至 T 波终点的间距,代表心室除极和复极全过程的时间。$QT_C = QT / \sqrt{R-R}$,QT_C 小于 0.44 。

8)u 波:u 波指 T 波之后 0.02～0.04s 出现的振幅很小的波。其方向与 T 波一致,$V_{3、4}$ 较明显。u 波增高常见于低钾血症。

9)肢体导联和心电图波形关系及胸导联和心电图波形关系见图 3.1.4、图 3.1.5。

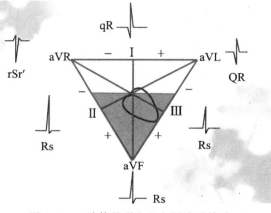

图 3.1.4　肢体导联和心电图波形关系

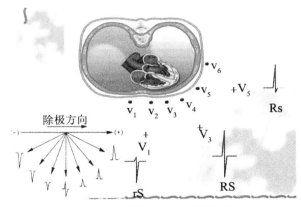

图 3.1.5　胸导联和心电图波形关系

（2）异常的心电图

1）窦性心律失常

①窦性心律。

P 波规律出现，Ⅰ、Ⅱ、aVF、$V_{4,6}$ 导联直立，aVR 倒置。正常频率为 60～100 次/min，大于 100 次/min 为窦性心动过速，小于 60 次/min 为窦性心动过缓。P-P 间期不等。同一导联 P-P(R-R) 间期差值大于 0.12s，为窦性心律不齐。若规则的 P-P 间距中突然出现 P 波脱落，形成长的 P-P 间距，长 P-P 间距与正常 P-P 间距不成倍数关系，称为窦性停搏。

②病态窦房结综合征。

a.窦性心动过缓。

b.窦性停搏或窦房阻滞。

c.室上性快速心律失常，称为快慢综合征。

d.可累及房室结，出现房室传导阻滞。

2）房性心律失常

①房性期前收缩。

a.提前出现的异位 P′ 波，形态与窦性 P 波不同。

b.P′-R 间期大于 0.12s。

c.不完全性代偿间歇。

d.异位 P′ 波后无 QRS-T 波，为室性期前收缩未下传。

e.异位 P′ 下传，QSR 波增宽，呈右束支阻滞图形，为房性期前收缩伴差传。

②阵发性室上性心动过速（PSVT）。

a.突发突止。

b.频率为 160～250 次/min，节律整齐，QRS 波一般形态正常。

c.常见为房室旁道及房室结双径路引起的折返性心动过速。

③心房扑动。

a.窦性 P 波消失，代之以连续的大锯齿状扑动波（F 波），在Ⅰ、Ⅱ、aVF 较明显。

b.F 波振幅大小一致，间隔规则，频率为 250～350 次/min，常以固定的房室比例下传（2∶1 或 4∶1 传导）。心室率规则。若下传的比例不固定，心室率可不规则。

c. QRS 波呈室上性，一般不增宽。

④心房颤动。

a. 正常 P 波消失，代之以大小不等、形态各异的颤动波（f 波），在 V_1 导联最明显。

b. f 波频率为 350～600 次/min。

c. 心室率绝对不规则，QRS 波一般不宽。

d. R－R 长短间距后的 QRS 波常增宽、变形，称为心房颤动伴室内差异性传导。

3）房室交界区性心律失常

①房室交界区性期前收缩。

a. 提前出现的 QRS－T 波，形态与窦性下传者一致。其前无窦性 P 波。

b. 出现逆行 P′波，可在 QRS 波之前（P′－R 间期小于 0.12s）、QRS 波之中或者 QRS 波之后（R－P′间期小于 0.02s）。

c. 连续 3 个以上的房室交界区性逸波心律。

②房室交界全性代偿间歇。

a. 延迟出现的 QRS－T 波，QRS 波呈室上性。

b. 逸波在 QRS 波之前、之中或之后可出现逆行 P′波。

c. 连续 3 个月以上的房室交界区性逸波称为房室交界区性逸波心律，心率缓慢而规整，为 40～60 次/min。

③非阵发性房室交界区性心动过速。

a. 心室率为 70～100 次/min。

b. QRS 波为室上性。

c. 逆行 P′波可见于此波之前、之中或隐没于其中。

d. 可有房室分离。

4）室性心律失常

①室性期前收缩。

a. 提前出现 QRS－T 波，其前无相关 P 波。

b. QRS 波呈宽大畸形，时限大于 0.12s，T 波与 QRS 波主动方向相反。

c. 完全代偿间歇。

d. 可分为单源性室性期前收缩、多源性室性期前收缩、插入性室性期前收缩、偶发室性期前收缩、频发室性期前收缩。

②室性心动过速。

a. 频率为 140～200 次/min，节律基本整齐。

b. QRS 波呈宽大畸形，时限大于 0.12s。

c. 可伴有房室分离及室性融合液。

③心室扑动。

无正常的 QRS－T 波，代之以持续、快速而相对规则的大振幅波，频率达 200～250 次/min，为致死性心律失常。

④心室颤动。

QRS－T 波完全消失，出现大小不等、极不均匀的低小波，频率为 250～500 次/min，为致死性心律失常。

5)传导阻滞

①二度Ⅰ型窦房阻滞。

a.P-P间期逐渐缩短,最后出现一长P-P间期(渐短突长)。

b.长P-P间期小于2个最短的P-P间期之和。

c.长P-P间期前一个P-P间期短于长P-P间期后第一个P-P间期。

②二度Ⅱ型窦房阻滞。

在规则的窦性P-P间歇中突然出现一个长间歇。这一长间歇等于窦性P-P间歇的倍数。

③一度房室传导阻滞。

P波均下传心室,但P-R间期延长(成人P-R间期大于0.20s,老年人大于0.22s)。

④二度Ⅰ型房室传导阻滞。

P波规律出现,P-R间期逐渐延长,直至P波不能下传心室,出现QRS波脱漏,又称为文氏现象。

⑤二度Ⅱ型房室传导阻滞(MorbizⅡ型)。

P-R间期恒定(正常或延长),部分P波不能下传(P波后无QRS波),连续2次或2次以上的QRS波脱落者称为高度房室传导阻滞。

⑥三度房室传导阻滞(又称完全性房室传导阻滞)。

P波与QRS波毫无关系,P-R间期不固定,心房率快于心室率,即P-R间期小于R-P间期。

⑦右束支阻滞。

a.V_1和V_2导联QRS波呈"M"型,即rsR′型。V_5、V_6导联S波增宽,有切迹。时限大于或等于0.04s。

b.V_1、V_2导联ST段轻度压低,T波倒置。Ⅰ、V_5、V_6导联T波直立。

c.QRS波时限大于0.12s,称为完全性右束支阻滞;小于0.12s,称为不完全性右束支阻滞。

⑧左束支阻滞。

a.V_1和V_2导联QRS波呈rS或QS,Ⅰ、aVL、V_5、V_6导联R波增宽,顶峰粗顿或有切迹。

b.电轴左偏。

c.Ⅰ、V_5、V_6导联q波一般消失。

d.ST-T方向与QRS主波方向相反。

e.QRS波时限大于或等于0.12s,称为完全性左束支阻滞;小于0.12s,称为不完全性左束支阻滞。

⑨左前分支阻滞。

a.电阻左偏大于或等于-45°。

b.Ⅰ、Ⅱ、aVF导联QRS波呈rS型,$S_Ⅲ$大于或等于$S_Ⅱ$。Ⅰ、aVL导联QRS波呈qR型,R_{aVL}大于R_1。

c.QRS时限小于0.12s。

⑩左后分支阻滞。

a.电轴右偏大于或等于+120°。

b.Ⅰ、aVL导联QRS波呈rS型。Ⅲ、aVF导联呈qR型,且q波时限小于0.025s,$R_Ⅲ$大于$R_Ⅱ$。

c.QRS 时限小于 0.12s。

6）预激综合征

①WPW 综合征（典型预激综合征）。

a.P-R 间期缩短小于 0.12s（短）。

b.QRS 波时限增宽大于或等于 0.12s（宽）。

c.QRS 波起始部粗顿，有预激波（粗）。

d.P-J 间期正常。

e.继发性 ST-T 改变。

②LGL 综合征（短 P-R 间期综合征）。

P-R 间期小于 0.12s，但 QRS 波起始部无预激波，也无 QRS 波增宽。

③Mahaim 型预激综合征。

a.P-R 间期正常或延长。

b.QRS 波起始部有预激波。

c.QRS 波时限增宽。

7）房室肥大

①右心房肥大。

P 波高尖，振幅大于或等于 0.25mV。以 Ⅰ、Ⅱ、aVF 导联明显，称为肺型 P 波。

②左心房肥大。

a. Ⅰ、Ⅱ、aVR、aVL、导联 P 波增宽，时限大于或等于 0.12s，P 波呈双峰，峰距大于或等于 0.04s，称为二尖瓣型 P 波。

b.V_1 导联 P 波呈正负方向，负向波深宽。P 波终末电势大于或等于 0.04mV。

③双心房肥大。

a.P 波增宽大于或等于 0.12s，振幅大于或等于 0.25mV。

b.V_1 导联 P 波呈高大双相。

④左心室肥大。

a.QRS 波群电压增高，R_{V5} 或 R_{V6} 大于 2.5mV，R_{V5} 加 S_{V1} 大于 4.0mV（男）或大于 3.5mV（女）。R_I 大于 1.5 mV，R_{aVL} 大于 1.2 mV，R_{aVF} 大于 2.0mV，R_I 加 S_{III} 大于 2.5mV。

b.电轴左偏。

c.QRS 波增宽至 0.10～0.11s。

d.可出现 ST-T 改变，称为左室肥大伴劳损。

⑤右心室肥大。

a.V_1 导联 R/S 大于或等于 1，呈 R 型或 Rs 型；V_5 导联 R/S 小于或等于 1，或 S 波比正常加深，aVR 导联以 R 波为主，R_{aVR} 大于 0.5mV。

b.R_{V1} 加 S_{V5} 大于 1.05mV。

c.电轴右偏大于或等于 +90°。

d.右胸导联 ST 段压低及 T 波倒置，称为右室肥大伴劳损。

⑥双心室肥大。

a.大致正常心电图。

b.单侧心室肥大心电图。

c.左心室肥大心电图加右心室肥大心电图。

8)心肌缺血与心肌梗死

①心肌缺血。

a.心内膜下心肌缺血:ST 段水平或下斜型压低,T 波高大。

b.心外膜(即心包脏层)下心肌缺血:ST 段短暂抬高及 T 波倒置。

②心肌梗死。

冠状动脉闭塞后,随时间推移先后出现心肌缺血、损伤和坏死的变化。

a.心肌缺血:T 波高大或 T 波倒置。

b.心肌损伤:ST 段抬高。

c.心肌坏死:病理性 Q 波。

③心肌梗死分期。

a.超急性期:高大 T 波,ST 段斜型抬高,无异常 Q 波(数小时内)。

b.急性期:ST 段弓背向上抬高,可形成单相曲线,继而逐渐下降,R 波振幅下降,出现异常 Q 波或 Qs 波,T 波倒置或加深。Q 波、ST 段抬高及 T 波倒置可同时存在(数小时内或数周内)。

c.近期(亚急性期):抬高的 ST 段恢复至基线。T 波由深到逐渐变浅,坏死期 Q 波继续存在(数周至数月)。

d.陈旧期(愈合期):ST 段和 T 波恢复正常,或 T 波持续浅倒,Q 波不变(时间为 3~6 个月后)。

④心肌梗死的定位诊断。

前间壁:V_1、V_2、V_3。

前壁:V_3、V_4、V_5。

前侧壁:V_1、V_2、V_3。

高侧壁:Ⅰ,aVL。

广泛前壁:V_1、V_2、V_3、V_4、V_5、V_6,Ⅰ,aVL。

下壁:Ⅱ,Ⅲ,aVF。

后壁:V_7、V_8、V_9及 V_1、V_2 R 波增高,ST 段压低及 T 波增高。

【思考题】

1.简述心肌梗死的定位诊断。

2.简述心房纤颤的心电图特点。

3.室性期前收缩和房性期前收缩的心电图有何区别?

实验 3.2　腹腔穿刺

腹腔穿刺术是指对有腹腔积液的患者,为了诊断和治疗疾病进行腹腔穿刺,抽取积液进行检验的操作过程。

【适应证】

1.明确腹腔积液的性质,找出病原,协助诊断。

2.抽出适量腹水,以减轻病人腹腔内的压力,缓解腹胀、胸闷、气急、呼吸困难等症状,减少静脉回流阻力,改善血液循环。

3.腹膜腔内注入药物,注射抗生素如卡那霉素、链霉素或庆大霉素,注射化疗药物如环磷酰胺、塞替派、丝裂霉素等,以协助治疗疾病。

【禁忌证】

1.广泛腹膜粘连或明显肠管扩张者。

2.有肝性脑病先兆、包虫病及巨大卵巢囊肿者。

3.大量腹水伴有严重电解质紊乱者禁忌大量放腹水。

4.精神异常或不能配合者。

【内容】

1.术前先嘱患者排空尿液,以免穿刺时损伤膀胱。

2.放液前应测量腹围、脉搏、血压和检查腹部体征,以观察病情变化。

3.扶患者坐在靠椅上,或平卧、半卧、稍左侧卧位,并尽量使病人舒服,以便能够耐受较长的操作时间。对疑为腹腔内出血或腹水量少者行实验性穿刺,取侧卧位为宜。

4.部位选择

(1)中下腹部穿刺点

脐与耻骨联合上缘间连线的中点上方 1cm,偏左或右 1～2cm。此处无重要器官,穿刺较安全。此处无重要脏器且容易愈合。

(2)左下腹部穿刺点

脐与左髂前上棘连线的中 1/3 与外 1/3 交界处。此处可避免损伤腹壁下动脉,肠管较游离不易损伤。放腹水时通常选用左侧穿刺点,此处不易损伤腹壁动脉。

(3)侧卧位穿刺点

脐平面与腋前线或腋中线交点处。此处穿刺多适于腹膜腔内少量积液的诊断性穿刺。

5.将穿刺部位常规消毒,戴无菌手套,铺消毒洞巾,自皮肤至腹膜壁层用 2% 利多卡因逐层做局部浸润麻醉。

6.穿刺

术者左手固定穿刺部皮肤,右手持针经麻醉处垂直刺入腹壁,待针锋抵抗感突然消失时,示针尖已穿过腹膜壁层,用消毒血管钳协助固定针头,术者抽取腹水,并留样送检。

【注意】

1.定位要准确,左下腹穿刺点不可偏内,避开腹壁下血管,但又不可过于偏外,以免伤及旋髂深血管。进针速度不宜过快,以免刺破漂浮在腹水中的乙状结肠、空肠和回肠。术前嘱病人排尿,以防损伤膀胱。

2.术中密切观察患者,如有头晕、心悸、恶心、气短、脉搏增快及面色苍白等,应立即停止操作,并进行适当处理。

3.放液不宜过快、过多,肝硬化患者一次放液一般不超过 3000ml,过多放液可诱发肝性脑病和电解质紊乱。并在 2h 以上的时间内缓慢放出,放液中逐渐紧缩已置于腹部的多头腹带,以防腹压骤降、内脏血管扩张引起血压下降或休克。

4.放腹水时若流出不畅,可将穿刺针稍做移动或稍变换体位。

5.术后嘱患者平卧,并使穿刺孔位于上方以免腹水继续漏出;对腹水量较多者,为防止漏出,在穿刺时即应注意勿使自皮肤到腹膜壁层的针眼位于一条直线上。如遇穿刺孔继续有腹水渗漏时,可用蝶形胶布或火棉胶粘贴。

6.注意无菌操作,以防止腹腔感染。

7.放液前后均应测量腹围、脉搏、血压,检查腹部体征,以视察病情变化。

实验 3.3 胸膜腔穿刺

胸膜腔穿刺术常用于检查胸腔积液的性质、抽液减压或通过穿刺胸膜腔内给药。

【适应证】

1.明确胸腔积液的性质。

2.穿刺抽液或抽气减压。

3.胸腔穿刺给药。

【禁忌证】

1.严重心肺功能不全、极度衰弱不能配合的病人。

2.剧烈咳嗽难以定位者。

3.穿刺点局部皮肤有炎症。

4.血友病患者。

【内容】

1.体位

患者多取坐位。面向椅背,两手交叉抱臂,置于椅背,头枕臂上,使肋间隙增宽。不能坐起者,可采取半卧位,举起患侧上臂。

2.穿刺部位

选择叩诊实音、呼吸音消失的部位作为穿刺点,一般常取肩胛线或腋后线第7~8肋间;有时也选腋中线第6~7肋间或腋前线第5肋间为穿刺点;或采用超声波检查所定之点。包裹性积液可结合X线或超声波检查确定。穿刺点可用蘸龙胆紫的棉签在皮肤上做标记。

3.常规消毒皮肤,戴无菌手套,覆盖消毒洞巾。

4.用2%利多卡因在下一肋上缘的穿刺点自皮肤至胸膜壁层进行局部浸润麻醉。

5.检查穿刺针是否通畅,与穿刺针连结的乳胶管先用血管钳夹住,准备穿刺。

6.术者左手固定穿刺点皮肤,右手持穿刺针沿肋骨上缘缓慢刺入至阻力突然消失,将注射器接上,松开血管钳,抽吸胸液;助手协助用血管钳固定穿刺针,并配合松开或夹紧乳胶管以避免气体进入胸腔。

【注意】

1.操作前应向患者说明穿刺的目的,消除顾虑;对精神紧张者,可于术前半小时给地西泮10mg以镇静。

2.局部麻醉应充分,固定好穿刺针,避免刺破肺组织。

3.一次抽液不可过多、过快,诊断性抽液50~100ml即可;减压抽液,首次不超过600ml,以后每次不超过1000ml;如为脓胸,每次尽量抽净。疑为化脓性感染时,助手用无菌试管留取标本,行涂片革兰染色镜检、细菌培养及药敏试验。检查瘤细胞,至少需100ml,并应立即送检,以免细胞自溶。

4.严格无菌操作,操作中要夹紧乳胶管,始终保持胸腔负压以避免气体进入胸腔。

5.应避免在第 9 肋间以下穿刺,以免穿透膈而损伤腹腔脏器。

6.抽液后患者应卧床休息,必要时复查胸透,观察有无气胸并发症。

【并发症】

1.血胸

可能因穿刺部位不正确,刺破肋间动、静脉所致,有时原因不明。处理:①如抽胸水过程中发现胸膜腔出血,应停止抽胸水。②向病侧卧。③观察患者脉搏、血压,每小时一两次,如 4h 后无变化,即可延长观察时间。④以后可继续抽胸水。

2.气胸

系针头后皮管未夹紧,漏入空气或因穿破脏层胸膜所致。处理:按气胸多少加以处理。由于皮管未夹紧而漏入之空气,尽量争取抽出。因穿破脏层胸膜所致者,按自发性气胸处理。

3.穿刺口出血

用消毒纱布按压及胶布固定即可。

4.胸膜反应

一次抽液过多等原因导致操作过程中出现连续性咳嗽、气短、咳泡沫痰等现象时,立即停止抽液,并静脉注射地塞米松 5mg 或 0.1％肾上腺素 0.3～0.5ml,或进行其他对症处理。

5.胸壁蜂窝组织炎及脓胸

均为穿刺时消毒不严格引起细菌感染所致,需用抗生素治疗,大量脓胸可行闭式引流。

实验 3.4　张力性气胸紧急排气法

【疾病概述】

张力性气胸又称高压性气胸,常见于较大肺气泡的破裂或较大较深的肺裂伤或支气管破裂,其裂口与胸膜腔相通,且形成活瓣。故吸气时空气从裂口进入胸膜腔内,而呼气时活瓣关闭,不能让腔内空气回入气道排出。如此,胸膜腔内空气不断增多,压力不断升高,压迫伤侧肺,使之逐渐萎陷,并将纵隔推向健侧,挤压健侧肺,产生呼吸和循环功能的严重障碍。有时胸膜腔内的高压空气被挤入纵隔,扩散至皮下组织,形成颈部、面部、胸部等处皮下气肿。

临床上,病人极度呼吸困难,端坐呼吸;缺氧严重者,出现紫绀、烦躁不安、昏迷,甚至窒息。体格检查,可见伤侧胸部饱满,肋间隙增宽,呼吸幅度降低,可有皮下气肿。叩诊呈高度鼓音。听诊呼吸音消失。胸部 X 线检查显示胸膜腔大量积气,肺可完全萎陷,气管和心影偏移至健侧。胸膜腔穿刺有高压空气向外冲出,抽气后,症状好转,但不久又见加重,如此表现亦有助于诊断。

【治疗方案】

1.急救处理

立即排气,降低胸膜腔内压力。在危急状况下可用一粗针头在伤侧第 2 肋间锁骨中线处刺入胸膜腔,有气体喷射出,即能收到排气减压效果。在病人转送过程中,于插入针的接头处,缚扎一橡胶手指套,将指套硬端剪一 1cm 开口,可起活瓣作用,即在吸气时能张开裂口排气,呼气时闭合,防止空气进入;或用一长橡胶管或塑料管一端连接插入的针接头,另一端放在无菌水封瓶水面下,以保持持续撑气。

2.正规处理

在积气最高部位放置胸膜腔引流管(通常是第2肋间锁骨中线),连接水封瓶。有时尚需用负压吸引装置,以利排净气体,促使肺膨胀。同时应用抗生素,预防感染。经闭式引流后,一般肺小裂口多可在3~7日内闭合。经X线检查证实肺已膨胀,方可拔除插管。长时期漏气者应进行剖胸修补术。如胸膜腔插管后,漏气仍严重,病人呼吸困难未见好转,往往提示肺、支气管的裂伤较大或断裂,应及早剖胸探查,修补裂口,或做肺段、肺叶切除术。

实验 3.5　胸腔闭式引流术

【适应证】

急性脓胸、胸外伤、肺及其他胸腔手术后、气胸(尤张力性)。

【禁忌证】

结核性脓胸。

【内容】

1.患者取斜坡卧位。手术部位应依体征、X线胸片或超声检查确定,并在胸壁做标记,常规皮肤消毒,术者戴无菌手套,铺无菌巾,局麻。

2.首先用注射器做胸膜腔穿刺,以确定最低引流位置。做皮肤切口,用直钳分开各肌层(必要时切开),最后分开肋间肌进入胸膜腔(壁层胸膜应注入足量局部麻醉剂),置入较大硅胶管。引流管伸入胸腔之长度一般不超过4~5cm,以缝线固定引流管于胸壁皮肤上,末端连接无菌水封瓶。

【注意】

1.由于肋间血管和神经行走于肋骨下缘,为避免其损伤,分离肋间组织或插套管针时,应紧贴肋骨上缘进行。

2.正常情况下胸膜腔压力随呼吸而改变。一般呼气时压力为−3~−5cm水柱。吸气时压力为−8~−10cm水柱。为了防止空气被负压吸入胸腔,造成肺萎陷,所以应接水封瓶。插在液面下取管长度以2~3cm较好,因为过深时胸内空气不易逸出。

3.气胸病人做插管闭式引流术后,气体源源不断地从水封瓶溢出,数量持久不减少,应想到有以下几种可能:①如为胸外伤病人,可能有较大的肺裂伤或支气管断裂;②如是自发性气胸,可能有小支气管与胸膜腔相通;③如插管处的胸壁切口较大或皮肤缝合不严,吸气时空气可从管周进入胸腔,呼气时由管内排出。

4.气胸病人原来没有皮下气肿,插管引流后出现大量皮下气肿,可能是因为:①引流管欠通畅;②插管部位皮肤缝合严密,但肋间软组织和插管之间有较大空隙,空气由管周逸入皮下。处理办法为:①保持引流管通畅,不使受压、扭转、弄通引流管;②缝合肋间软组织,消除与插管之间的空隙;③置新插管。

5.胸腔插管引流后,水封瓶内液柱无波动或波动微弱,原因可能为:①引流管扭曲;②血块或脓块堵塞;③胸壁切口狭窄,压迫引流管;④肺膨胀或膈肌上升,将引流管口封闭;⑤包扎创口时折压引流管。

6.每日帮助患者起坐及变换体位,使引流充分通畅。

7.如系急性脓胸,术中宜取分泌物做常规检验、细菌培养及药物敏感度试验。如为张力性气胸,可于病侧锁骨中线第2前肋间、腋前线或腋中线的第4或第5间处置管。

8.定期胸部X线摄片,了解肺膨胀和胸膜腔积液情况。

实验 3.6　骨髓穿刺

【适应证】

1.贫血、各类型的白血病、淋巴瘤、特发性血小板减少、多发性骨髓瘤、转移瘤、骨髓增生异常综合征、骨髓纤维化、粒细胞减少等各种血液病的诊断、鉴别诊断及治疗随访。

2.某些传染病、寄生虫病及代谢性疾病,如疟疾、黑热病、伤寒、Gaucher's病等非造血系统疾病的诊断。

3.不明原因的发热,肝、脾、淋巴结肿大的诊断及鉴别诊断。

【禁忌证】

1.血友病为绝对禁忌证。

2.有出血倾向、局部皮肤感染为相对禁忌证。

【内容】

1.穿刺部位选择

(1)髂前上棘

常取髂前上棘后上方1～2cm处作为穿刺点,此处骨面较平,容易固定,操作方便安全。

(2)髂后上棘

位于骶椎两侧、臀部上方骨性突出部位。

(3)胸骨柄

常取胸骨中线相当于第1～2肋间处,此处骨髓含量丰富,当上述部位穿刺失败时,可做胸骨柄穿刺,但此处骨质较薄,其后有心房及大血管,严防穿透发生危险。

(4)脊椎棘突

常取第11～12胸椎或第1～3腰椎棘突处,极少选用。

(5)胫骨

仅适用于2岁以内的患儿,穿刺点取胫骨结节平面下约1cm(或胫骨上、中1/3交界处)的前内侧面胫骨处。

2.体位

胸骨及髂前上棘穿刺时取仰卧位。髂后上棘穿刺时应取侧卧位。腰椎棘突穿刺时取坐位或侧卧位。

3.常规消毒皮肤,戴无菌手套,铺消毒洞巾,用2%利多卡因做局部浸润麻醉直至骨膜。

4.将骨髓穿刺针固定器固定在适当长度上(髂骨穿刺约1.5cm,肥胖者可适当放长;胸骨柄穿刺约1.0cm),以左手拇、示指固定穿刺部位皮肤,右手持针于骨面垂直刺入(若为胸骨柄穿刺,穿刺针与骨面成30°～40°角斜行刺入),当穿刺针接触到骨质后则左右旋转,缓缓钻刺骨质,当感到阻力消失,且穿刺针已固定在骨内时,表示已进入骨髓腔。

5.用干燥的20ml注射器,将内栓退出1cm,拔出针芯,接上注射器,用适当力度缓慢抽吸,可见少量红色骨髓液进入注射器内,骨髓液抽吸量以 0.1～0.2ml 为宜,取下注射器,将骨髓液推于玻片上,由助手迅速制作涂片 5～6 张,送检细胞形态学及细胞化学染色检查。

6.如需做骨髓培养,再接上注射器,抽吸骨髓液 2～3ml 注入培养液内。

7.如未能抽得骨髓液,可能是针腔被皮肤、皮下组织或骨片填塞,也可能是进针太深或太浅,针尖未在髓腔内,此时应重新插上针芯,稍加旋转或再钻入少许或再退出少许,拔出针芯,如见针芯上带有血迹,再行抽吸可望获得骨髓液。

8.抽吸完毕,插入针芯,轻微转动拔出穿刺针,随后将消毒纱布盖在针孔上,局部按压 1～2min,如无出血现象,再用胶布加压固定。

9.嘱患者保持穿刺部位局部干燥 3 天。

【注意】

1.术前应做凝血功能、血小板等检查,有出血倾向的病人操作时应特别注意,血友病患者禁忌穿刺。

2.穿刺针进入骨质后避免摆动过大,以免折断。胸骨柄穿刺不可垂直进针,不可用力过猛,以防穿透内侧骨板。

3.抽吸骨髓液时,逐渐加大负压,做细胞形态学检查时,抽吸量不宜过多,否则使骨髓液稀释而影响结果的判断,但也不宜过少。

4.骨髓液抽取后应立即涂片,以免发生凝固。

5.多次干抽时应进行骨髓活检。

6.注射器与穿刺针必须干燥,以免发生溶血。

7.严格执行无菌操作,以免发生骨髓炎。

8.穿刺时应注意观察病人的面色、脉搏、血压等。

实验 3.7　腰椎穿刺

【适应证】

1.测定脑脊液压力。

2.脑脊液常规、生化、细胞学、免疫学和细菌学等检查。

3.了解蛛网膜下腔有无阻塞。

4.向蛛网膜下腔注入各种治疗性药物。

5.某些脑膜炎、脑蛛网膜炎、正压性脑积水和脑炎时,可放取适量脑脊液以降低颅内压和改善临床症状,但应慎用。

【禁忌证】

1.休克、败血症、全身感染等危重患者,衰竭或濒危病人。

2.穿刺部位的皮肤、皮下软组织或脊柱有感染。

3.颅内占位性病变,尤其是后颅窝占位性病变者;有严重颅内压增高或已出现脑疝迹象者。

【内容】

1.嘱患者侧卧于硬板床上,取去枕头,背部齐床沿,与床面垂直,头向前胸部屈曲,两手抱膝紧贴腹部,使躯干呈弓形;或由助手在术者对面用一手抱住患者头部,另一手挽住双下肢腘窝处并用力抱紧,使脊柱尽量后凸以增宽椎间隙,便于进针,见图 3.7.1。

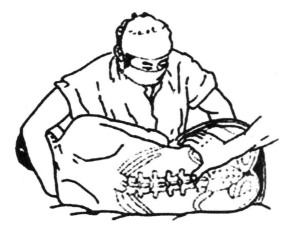

图 3.7.1　腰椎穿刺术体位

2.确定穿刺点,以髂嵴连线与后正中线的交点处为穿刺点,一般取第 3~4 腰椎棘突间隙,也可在上一或下一腰椎间隙进行。

3.常规消毒皮肤后戴无菌手套,铺无菌洞巾,用 2% 利多卡因自皮肤到椎间韧带逐层做局部浸润麻醉。

4.术者用左手固定穿刺点皮肤,右手持穿刺针以垂直背部的方向缓慢刺入,成人进针深度约为 4~6cm,儿童约为 2~4cm。当针头穿过韧带与硬脑膜时,可感到阻力突然消失,有落空感,表明针头已进入脊膜腔。此时可将针芯慢慢抽出(以防脑脊液迅速流出,造成脑疝),即可见脑脊液流出。

5.在放液前先接测压管测量压强。正常侧卧位脑脊液压强为 70~180mmH$_2$O 或 40~50 滴/min。若需要了解蛛网膜下腔有无阻塞,可做 Queckenstedt 试验。即在测定初压后,由助手先压迫一侧颈静脉约 10s,然后压另一侧,最后同时按压双侧颈静脉。正常时压迫颈静脉后,脑脊液压力立即迅速升高一倍左右,解除压迫后 10~20s,迅速降至原来水平,称为梗阻试验阴性,提示蛛网膜下腔通畅;若压迫颈静脉后,不能使脑脊液压力升高,则为梗阻试验阳性,提示蛛网膜下腔完全阻塞;若施压后压力缓慢上升,放松后又缓慢下降,提示有不完全阻塞。凡颅内压增高者,禁做此试验。

6.撤去测压管,收集脑脊液 2~5ml 送检;如需做培养时,应另接取脑脊液。

7.术毕,将针芯插入后一起拔出穿刺针,消毒,覆盖无菌纱布,用胶布固定。

8.术后嘱患者去枕平卧 4~6h,以免引起术后低颅压头痛。

【注意】

1.严格掌握禁忌证,凡疑有颅内压升高者必须先做眼底检查,如有明显视乳头水肿或有脑疝先兆者,禁忌穿刺。

2.穿刺时患者如出现呼吸、脉搏、面色异常等症状,应立即停止操作,并做相应处理。

3.鞘内给药时,应先放出等量脑脊液,然后再等量转换性注入药液。

【并发症】

1.低颅压综合征

指侧卧位脑脊液压强在 0.58~0.78kPa(60~80mm 水柱)以下,较为常见。多因穿刺针过粗,穿刺技术不熟练或术后起床过早,使脑脊液自脊膜穿刺孔不断外流所致,患者于坐起后头痛明显加剧,严重者伴有恶心呕吐或眩晕、昏厥、平卧或头低位时头痛等即可减轻或缓解。少数尚可出现意识障碍、精神症状、脑膜刺激征等,约持续一至数日。故应使用细针穿刺,术后去枕平卧(最好俯卧)4～6h,有颅高压者平卧12～24h,并多饮开水(忌饮浓茶、糖水)常可预防之,如已发生,除嘱病员继续平卧和多饮开水外,还可酌情静滴生理盐水 500～1000ml,1～2 次/天,数日常可治愈。

2.脑疝形成

在颅内压增高(特别是后颅窝占位性病变)时,当腰穿放液过多过快时,会在穿刺当时或术后数小时内发生脑疝,故应严加注意和预防。必要时,可在术前先快速静脉输入 20％甘露醇液 250ml 等脱水剂后,以细针穿刺,缓慢滴出数滴脑脊液进行化验检查。如不幸一旦出现,则应立即采取相应抢救措施,如静脉注射 20％甘露醇 200～400ml 和高渗利尿脱水剂等。

3.原有脊髓、脊神经根症状突然加重

多见于脊髓压迫症,腰穿放液后由于压力的改变,导致椎管内脊髓、神经根、脑脊液和病变之间的压力平衡改变所致。可使根性疼痛、截瘫及大小便障碍等症状加重。高颈段脊髓压迫症则可发生呼吸困难,甚至呼吸心跳骤停。若上述症状不严重者,可先向椎管注入生理盐水 30～50ml;疗效不佳时应考虑外科手术处理。

4.穿刺不当发生颅内感染和马尾部的神经根损伤等

较少见。

实验 3.8　导尿术

【适应证】

导尿术(catheterization),常用于尿潴留,留尿做细菌培养,准确记录尿量,了解少尿或无尿原因,测定残余尿量、膀胱容量及膀胱测压,注入造影剂,膀胱冲洗,探测尿道有无狭窄及盆腔器官术前准备等。

【目的】

1.直接从膀胱导出不受污染的尿标本,做细菌培养,测量膀胱容量、压力及检查残余尿量,鉴别尿闭及尿潴留,以助诊断。

2.为尿潴留病员放出尿液,以减轻痛苦。

3.盆腔内器官手术前,为病员导尿,以排空膀胱,避免手术中误伤。

4.昏迷、尿失禁或会阴部有损伤时,保留导尿管以保持局部干燥、清洁。某些泌尿系统疾病手术后,为促使膀胱功能的恢复及切口的愈合,常需做留置导尿术。

5.抢救休克或垂危病员,正确记录尿量、尿比重,以观察肾功能。

【内容】

1.患者仰卧,两腿屈膝外展,臀下垫油布或中单。

2.以碘伏由内向外环形消毒尿道口及外阴部,男患者翻开包皮消毒。尔后外阴部盖无菌洞巾,男性则用消毒巾裹住阴茎,露出尿道口。

3.术者戴无菌手套站于患者右侧,以左手拇、示二指挟持阴茎,女性则分开小阴唇露出尿道口,右手将涂有无菌润滑油之导尿管慢慢插入尿道,导尿管外端用止血钳夹闭,将其开口置于消毒弯盘中。男性约进入 15～20cm,女性约入 6～8cm,松开止血钳,尿液即可流出。

4.需做细菌培养者,留取中段尿于无菌试管中送检。

5.术后将导尿管夹闭后再徐徐拔出,以免管内尿液流出污染衣物。如需留置导尿时,向水囊导管注入 10～15ml 生理盐水,拉挺导尿管,并以胶布固定尿管,以防脱出,接上留尿无菌塑料袋,挂于床侧。

【注意】

1.严格无菌操作,预防尿路感染。

2.插入尿管动作要轻柔,以免损伤尿道黏膜。若插入时有阻挡感,可更换方向再插,见有尿液流出时再插入 2cm,勿过深或过浅,尤忌反复抽动尿管。

3.选择导尿管的粗细要适宜,对小儿或疑有尿道狭窄者,尿管宜细。

4.对膀胱过度充盈者,排尿宜缓慢,以免骤然减压引起出血或晕厥。

5.测定残余尿时,嘱患者先自行排尿,然后导尿。残余尿量一般为 5～10ml,如超过 100ml,则应留置导尿。

6.留置导尿时,应经常检查尿管固定情况,查看有否脱出,必要时以无菌药液每日冲洗膀胱一次;每隔 5～7 日更换尿管一次,再次插入前应让尿道松弛数小时,再重新插入。

7.长时间留置导尿管时,拔管前 3 天应定期钳夹尿管,每 2h 放尿液一次,以利拔管后膀胱功能的恢复。

实验 3.9　胃肠减压术

胃肠减压术的目的为引流胃内积液及胃肠道内积气,减轻腹胀及缝合口张力;降低胃肠道内压力,改善胃肠壁血液循环;观察胃液性状变化等。

【适应证】

1.急性胃扩张。

2.麻痹性肠梗阻,如急性原发性腹膜炎、出血性小肠炎、低血钾等引起,以解除或减轻梗阻。

3.外科手术后、感染、外伤等所引起的动力性肠梗阻。

4.机械性肠梗阻,如蛔虫梗阻引起,必要时可为术前准备。

5.急性胰腺炎,缓解十二指肠降部对胰腺的化学及物理的刺激。

6.急性上消化道穿孔,降低胃肠道内压力,减轻腹膜炎的严重程度。

【内容】

1.取坐位或斜坡位,清洁鼻孔,将胃管前段涂以润滑油,用止血钳夹闭胃管末端,顺鼻腔下鼻道缓缓插入。

2.胃管插至咽部时,嘱病人头稍向前倾并作吞咽动作,同时将胃管送下。若恶心严重,嘱病人深呼吸,待平稳后在继续插入达到 50～60cm。用注射器抽净胃内容物,接上胃肠减压器。

3.若抽不出胃液,应注意胃管是否盘曲鼻咽部,如没有盘曲,可注入少量盐水冲洗,观察是否通畅。或注入少量空气的同时听诊上腹部,以证实管的位置是否已插入胃内。

4.最后用胶布将管固定于上唇颊部,连接胃肠减压器。

5.操作时要经常检查胃管有无屈曲,是否畅通;若引起呛咳、呼吸不畅,应考虑是否误入气管,应拔出重插。

6.留置胃管期间,要做口腔护理。

7.保持负压吸引,直到腹胀消失。拔管时,应停止负压吸引后再拔出,以防损伤消化道黏膜。

8.近期上消化道出血、食管阻塞及身体极度衰弱者慎用。

【注意】

1.在进行胃肠减压前,应详细检查胃管是否通畅,减压装置是否密闭,吸引管与排水管连接是否准确等,以防止引起事故。如减压效果不好,应仔细检查发生故障的原因并及时排除。

2.减压期间应禁止进食和饮水,如必须经口服药者,应在服药后停止减压 2h。为保持减压管的通畅,应定时用温开水冲洗胃管,以免堵塞。

3.根据每日吸出液体量的多少,应适当补充液体,以维持病人水和电解质的平衡。

4.病情好转,肠蠕动恢复或开始排气后,可停止胃肠减压。

实验 3.10　洗胃术

对于急性中毒,如吞服有机磷、无机磷、生物碱、巴比妥类药物等,洗胃是一项极其重要的抢救措施。洗胃术有胃管洗胃术、催吐洗胃术、剖腹胃造口洗胃术 3 种。这里重点介绍胃管洗胃术。胃管洗胃术就是将胃管从鼻腔或口腔插入,经食管到达胃内,先吸出毒物后注入洗胃液,并将胃内容物排出,以达到消除毒物的目的。口服毒物的患者有条件时应尽早插胃管洗胃,不要受时间限制。尤其对服大量毒物在 4~6h 之内者,应首选此种洗胃方法。有人主张即使服毒超过 6h 也要洗胃。

【适应证】

1.需留取胃液标本送毒物分析者应首选胃管洗胃术。

2.凡口服毒物中毒、无禁忌证者均应采用胃管洗胃术。

【禁忌证】

1.强酸、强碱及其他对消化道有明显腐蚀作用的毒物中毒。

2.伴有上消化道出血、肠梗阻、食管静脉曲张、主动脉瘤、严重心脏疾病等患者。

3.中毒诱发惊厥未控制者。

4.乙醇中毒,因呕吐反射亢进,插胃管时容易发生误吸,所以慎用胃管洗胃术。

【内容】

1.器械准备

治疗盘内各有漏斗形洗胃管、镊子、石蜡油、纱布、弯盘、棉签、压舌板、开口器、1%麻黄碱滴鼻液、听诊器等,量杯内盛有洗胃液。

2.病人取坐位或半坐位,中毒较重者取左侧卧位。胸前垫以防水布,有活动假牙应取下,盛水桶放于患者头部床下,弯盘放于病人的口角处。

3.将消毒的胃管前端涂石蜡油后左手用纱布捏着胃管,右手用纱布裹住胃管 5~6cm 处,自鼻腔或口腔缓缓插入。当胃管插入 10～15cm(咽喉部)时,嘱病人做吞咽动作,轻轻将胃管推进。如患者呈昏迷状态,则应轻轻抬起其头部,使咽喉部弧度增大,轻快地把胃管插入。当插到 45cm 左右时,胃管进入胃内(插入长度以 45～55cm 为宜,约前额发际到剑突的距离)。

4.有意识障碍,则可用开口器撑开上下牙列,徐徐地送入胃管,切不可勉强用力。

5.在插入胃管过程中如遇病人剧烈呛咳、呼吸困难、面色发绀,应立即拔出胃管,休息片刻后再插,避免误入气管。

6.为证实胃管已进入胃内,可采用一边用注射器快速将空气注入胃管,一边用听诊器在胃部听到气泡响声,即可确定胃管已在胃腔内。抽尽胃内容物,取标本送检。

7.再举漏斗高过头部 30～50cm,每次将洗胃液慢慢倒入漏斗约 300～500ml。当漏斗内尚余少量洗胃液时,迅速将漏斗降至低于胃的部位,并倒置于盛水桶,利用虹吸作用排出胃内灌洗液。若引流不畅时,再挤压橡皮球吸引,并再次高举漏斗注入溶液。这样反复灌洗,直至洗出液澄清无味为止。洗胃液的温度一般为 35～38℃,温度过高可使血管扩张,加速血液循环,而促使毒物吸收。(亦可使用全自动洗胃机)

8.洗胃完毕,可根据病情从胃管内注入解毒剂、活性炭、导泻药等,然后反折胃管后迅速拔出,以防管内液体误入气管。

【洗胃液的选择】

1.温水或者生理盐水

对毒物性质不明的急性中毒者,应抽出胃内容物送检验,洗胃液选用温开水或生理盐水,待毒物性质确定后,再采用对抗剂洗胃。

2.碳酸氢钠溶液

一般用 2%～4% 的溶液洗胃,常用于有机磷农药中毒,能使其分解失去毒性。但敌百虫中毒时禁用,因敌百虫在碱性环境中能变成毒性更强的敌敌畏。砷(砒霜)中毒也可用碳酸氢钠溶液洗胃。

3.高锰酸钾溶液

为强氧化剂,一般用 1:2000～1:5000 的浓度,常用于急性巴比妥类药物、阿托品及毒蕈中毒的洗胃液。但有机磷农药对硫磷(1605)中毒时,不宜用高锰酸钾,因能使其氧化成毒性更强的对氧磷(1600)。

4.茶叶水

含有丰富鞣酸,具有沉淀重金属及生物碱等毒物的作用,且来源广泛。

【注意】

1.洗胃多是在危急情况下的急救措施,急救人员必须迅速、准确、轻柔、敏捷地完成洗胃的全过程,以尽最大努力来抢救病人生命。

2.在洗胃过程中应随时观察病人生命体征的变化,如病人感觉腹痛、流出血性灌洗液或出现休克现象,应立即停止洗胃。

3.要注意每次灌入量与吸出量的基本平衡。每次灌入量不宜超过 500ml。灌入量过多可引起急性胃扩张,使胃内压上升,增加毒物吸收。

4.凡呼吸停止、心脏停搏者,应先做 CPR,再行洗胃术。洗胃前应检查生命体征,如有缺氧或呼吸道分泌物过多,应先吸取痰液,保持呼吸道通畅,再行胃管洗胃术。

5.口服毒物时间过长(超过 6h 以上者),可酌情采用血液净化治疗。

实验 3.11　三腔二囊管压迫术

【适应证】

食道胃底静脉破裂出血患者需紧急止血。

【术前准备】

1.告诉患者治疗的优点和缺点,尤其是在插管时可能引起出血量增大和吸入性肺炎。

2.物品准备

①检查三腔二囊管是否已消毒,是否通畅,膨胀性是否良好,刻度是否清晰。②准备消毒的石蜡油、牵引绳、装 250ml 水的 500ml 盐水瓶、剪刀、止血钳(两把)、50ml 注射器。

【内容】

1.在胃管、胃气囊、食管气囊涂以石蜡油,并嘱患者喝少许石蜡油。

2.将三腔管的远端从患者鼻腔插入,达咽部时,嘱患者吞咽唾沫,使三腔管顺利送入。将三腔管插至 65cm 处,若由通胃管的腔能抽出胃内容物,即表示管端已达幽门。

3.用注射器向胃囊注入空气 200～300ml,使胃气囊膨胀,即用止血钳将此管夹紧,以免漏气。再将三腔管向外牵引,直至感觉有轻度弹性阻力,表示胃气囊已压于胃底贲门处。用装 250ml 水的 500ml 盐水瓶,通过滑车装置牵引三腔管,固定于床脚架上,以免三腔管滑入胃内。

4.随后向通到食管气囊的腔注入空气 50～70ml,使压迫食管下 1/3,用止血钳将此管夹紧,以免漏气,最后用注射器吸出全部胃内容物。

【注意】

1.气囊压迫期间,食管气囊每 12～24h 应放气一次,并抽取胃内容物了解有无出血。一般放气 30min 后可再充气。

2.三腔管压迫一般以 3～5 天为限,如有继续出血,可适当延长压迫时间。出血停止 24h 后,应在放气状态下再观察 24h,如仍无出血,方可拔管。

实验 3.12　心肺复苏术

心肺复苏(CPR)术,亦称基本生命支持(basic life support,BLS),是针对由于各种原因导致的心搏骤停,在 4～6min 内所必须采取的急救措施之一。目的在于尽快避免脑细胞在缺氧状态下坏死(4min 以上开始造成脑损伤,10min 以上即造成脑部不可逆之伤害),因此施救时机越快越好。《2010 美国心脏协会心肺复苏及心血管急救指南》在以往的 CPR 技术的要求上更加突出了尽早开始 CPR 的要求,尤其是尽早恢复心脏泵出的实质作用。具体内容如下:

《2010 美国心脏协会心肺复苏及心血管急救指南》中,建议将成人、儿童和婴儿的基础生命支持程序从 A—B—C(开放气道、人工呼吸、胸外按压)调整为 C—A—B(胸外按压、开放气道、人工呼吸)。

C　胸外按压

A　开放气道

B　人工呼吸

在 A—B—C 程序中,当施救者开放气道进行口对口人工呼吸、取回防护装置或者收集并装配通气设备时,胸外按压往往会被延误。调整为 C—A—B 程序后,施救者可以更快地开始胸外按压,最大程度地减少给予人工呼吸的延误时间(即只需要进行第一轮 30 次胸外按压的时间,或大约 18s 或更短;对于双人施救者婴儿或儿童 CPR,延误时间将更短)。

CAB 之前的呼救及启动识别:

1.通过采用"首先进行胸外按压"的新程序,施救者在成人患者无反应、无呼吸或呼吸不正常(仅喘息)且无脉搏时,应该首先启动应急反应系统并开始 CPR。对于儿童或婴儿患者,应在患者无反应、无呼吸或仅喘息且无脉搏时进行 CPR。具体步骤为:①确保现场对施救者和患者均是安全的。切勿因公受伤。②轻拍患者的肩膀,并大声呼唤"你还好吗?"③检查患者是否有呼吸。如果患者没有呼吸或者没有正常呼吸(即只有喘息),施救者必须启动胸外心脏按压(A)及 EMS(应急反应系统)。

2.启动应急反应系统并获得 AED:施救者之外的人立即拨打急救电话 120,及时启动 EMS 系统,如有可能,获得 AED(或除颤仪)。如现场只有一名抢救者,应同时高声呼救、寻求旁人帮助。

3.脉搏检查:非医务人员不强调脉搏检查;医务人员检查脉搏用时不得超过 10s。为成人检查脉搏时,触摸颈动脉搏动。如果施救者在 10s 内没有明确地感受到脉搏,应开始胸外按压。应遵循以下步骤确定颈动脉搏动:①使用 2 根或 3 根手指找到气管。②将这 2 根或 3 根手指滑到气管和颈侧肌肉之间的沟内,此处可以触摸到颈动脉的搏动。③感触脉搏至少 5s,但不要超过 10s。如果施救者没有明确地感受到脉搏,从胸外按压开始 CPR(C—A—B 程序)。

心肺复苏操作标准流程为:C(circulation)—A(assessment+airway)—B(breathing),具体见表 3.12.1。

表 3.12.1 成人、儿童和婴儿基础生命支持操作概要

操作	推荐		
	成人	儿童	婴儿
识别	无反应(所有年龄)		
	无呼吸或呼吸不正常(例如,仅喘息)		无呼吸或仅喘息
	10s 内未扪及脉搏		
CPR 顺序	C—A—B		
按压速率	至少 100 次/min		
按压深度	至少 5cm	至少 1/3 胸壁前后径约 5cm	至少 1/3 胸壁前后径约 4cm
胸廓回弹	按压间歇期间确保胸壁完全回弹,每 2min 轮换一次按压职责		
按压中断	尽可能减少胸外按压中断 尽可能将按压中断时间控制在 10s 以内		
气道	仰头提颏法(疑似外伤:使用推举下颌法)		
按压-通气比例 (直至放置高级气道)	30∶2 (一或两名施救者)		30∶2 一名施救者 15∶2 两名施救者

续　表

操作	推荐		
	成人	儿童	婴儿
使用高级气道通气	每6～8s进行1次人工呼吸（每1min 8～10次呼吸） 与胸外按压不同步 每次呼吸约1s 可观察到胸廓隆起		
除颤	AED/除颤器到达后马上连接使用 尽可能缩短电击前后的胸外按压中断 每次电击后立即从胸外按压开始继续CPR		

缩写:AED 表示自动体外除颤器;AP 表示前后;CPR 表示心肺复苏

（一）C(circulation)胸外心脏按压

在对成人患者（单人、双人施救）及儿童或婴儿患者（单人施救）进行心肺复苏时,都应当采用"30次按压：2次人工呼吸"的按压-通气比例。如有两名施救者,针对婴儿和儿童（至青春期）的按压-通气比率为15：2。施救者在给予胸外按压时,应该用力、迅速按压,按压速率为至少100次/min,每次按压后让胸壁完全回弹,尽量减少按压中断。按以下步骤实施成人胸部按压：

1.到患者的一侧。

2.确保患者仰卧在坚固的平坦表面上。如果患者俯卧,小心地将他翻过来。如果施救者怀疑患者有头部或颈部损伤,将患者翻转为仰卧时应尽量使其头部、颈部和躯干保持在一条直线上。

3.将一只手的掌根放在患者胸部的中央,胸骨下半部上。

4.将另一只手的掌根置于第一只手上。

5.伸直的双臂,使双肩位于双手的正上方。

6.用力快速按压。每次按压至少达到5cm（这需要很大力气）。每次胸外按压时,确保

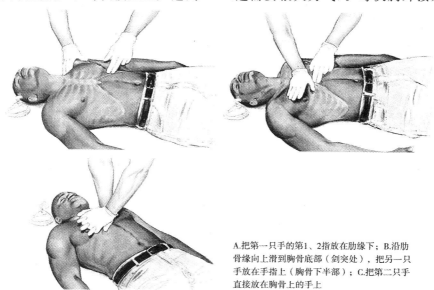

A.把第一只手的第1、2指放在肋缘下；B.沿肋骨缘向上滑到胸骨底部（剑突处）,把另一只手放在手指上（胸骨下半部）；C.把第二只手直接放在胸骨上的手上

图 3.12.1　胸外心脏按压的方法

垂直按压患者的胸骨。以至少 100 次/min 的平稳方式进行按压。

7.每次按压结束后,确保胸壁完全回弹(重新膨胀)。胸部回弹使血液流入心脏,是胸部按压产生血流所必需的。胸壁回弹不完全是有害的,因为这将减少胸外按压所产生的血液流动。胸部按压和胸部回弹/放松时间应该大致相同。

8.尽量减少中断。

(二)A(assessment＋airway)开放气道

有两种方法可以开放气道以提供人工呼吸:仰头提颏法和推举下颌法。

推举下颌法适用于:①合并使用球囊面罩装置提供人工呼吸时,一般需要两名施救者。②在怀疑患者有头部或颈部损伤时,此法可以减少颈部和脊椎移动。

仰头提颏法具体步骤如下:

1.将一只手置于患者的前额,然后用手掌推动,使其头部后仰。

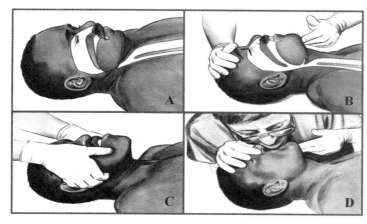

A.舌根后坠致死气道堵塞;
B.仰头提颏法开放气道;
C.推举下颌法开放气道;
D.口对口人工呼吸

图 3.12.2　开放气道及口对口人工呼吸方法

2.将另一只手的手指置于颏骨附近的下颌下方。

3.提起下颌,使颏骨上抬。

4.仰头提颏法需要避免的事项有:不要使劲按压颏骨下的软组织,因为这样可能会堵塞气道。不要使用拇指提起颏骨。不要完全封闭患者的嘴巴。

(三)B(breathing)成人口对防护装置人工呼吸

1.人工呼吸时建议使用防护装置,例如面罩或球囊面罩装置。一旦有机会,施救者就应当将口对口人工呼吸换成口对面罩或球囊面罩装置。面罩通常有一个单向阀门,可阻止患者呼出的气体、血液和体液进入施救者口腔。有些面罩有一个氧气入口,可便于施救者给予氧气补充。

2.使用面罩时,单人施救者在患者身体一侧。这是实施单人施救者 CPR 的理想位置,因为当施救者在患者的一侧时,施救者可以给予人工呼吸并进行胸部按压。单人施救者将朝着患者的面部握住面罩扣于患者的面部,然后通过仰头提颏法开放其气道。遵循以下步骤采用仰头提颏法开放气道,并使用面罩给予患者人工呼吸:

①到患者的一侧。

②以鼻梁作参照,把面罩放在患者的脸上。

③使面罩封住患者口鼻:使用靠近患者头顶的手,将食指和拇指放在面罩的边缘。将另一只手的拇指放在面罩的下缘。

④将另一只手的其余手指放在下颌骨缘并提起下颌。进行仰头提颏,以开放气道。

⑤当患者提起下颌时,施救者用力完全按住面罩的外缘,使面罩边缘密封于面部。

⑥施以1s的吹气,以使患者的胸廓隆起。

3.球囊面罩装置由一个面罩及一个与之相连的气囊组成。它们还可能包括一个单向阀门。球囊面罩装置是进行CPR时医务人员给予正压通气最常用的方法。球囊面罩通气技术需要指导和练习,不建议在实施单人施救者CPR时使用。

①到患者头部的正上方位置。

②以鼻梁作参照,把面罩放在患者的脸上。

③当提起患者下颌保持气道开放时,使用E-C钳手法将面罩固定就位。患者仰头;将面罩放在患者脸上,面罩狭窄处位于患者的鼻梁处;将一只手的拇指和食指放在面罩两边形成"C"形,并将面罩边缘压向患者面部;使用剩下的手指提起患者下颌角,开放气道,使面部贴紧面罩。

④挤压气囊给予人工呼吸(每次1s),同时观察胸廓是否隆起。不论是否补充给氧,所有人工呼吸均需持续1s。

实验 3.13 解除窒息

(一)解除1岁及以上患者的窒息

1.识别有反应的成人或儿童患者的窒息

气道梗阻的早期识别是成功的关键。尤其重要的是应当鉴别这种紧急情况与昏厥、中风、心脏病发作、癫痫、药物过量等可导致突然呼吸窘迫但需要不同治疗的疾病的区别。成人气道梗阻的判别方法见表3.13.1。

表 3.13.1 成人气道梗阻判别

轻度气道梗阻	重度气道梗阻
体征: ● 良好的气体交换 ● 能够用力咳嗽 ● 咳嗽时可能有哮鸣声	体征: ● 气体交换不良或无气体交换 ● 微弱、无力地咳嗽或完全没有咳嗽 ● 吸气时出现尖锐的噪音或完全没有噪音 ● 呼吸困难加重 ● 可能发绀(变紫) ● 无法说话 ● 用拇指和手指抓住自己的颈部是普遍的窒息表现
施救者措施	施救者措施
● 只要良好气体交换持续,鼓励患者继续任意咳嗽并努力呼吸 ● 不要干扰患者自己尝试咳出异物,但需与患者待在一起,监测他的情况 ● 如果轻度气道梗阻持续,启动应急反应系统	● 询问患者是否窒息。如果患者点头但无法说话,表明发生严重的气道梗阻,必须尝试解除梗阻

2.解除有反应的1岁及以上的患者的窒息

使用腹部快速按压[哈姆立克(Heimllich)手法,图3.13.1]解除有反应1岁及以上患者的窒息。切勿使用腹部快速按压解除婴儿的窒息。每次快速按压时,都应以解除梗阻为目的。可能需要多次重复快速按压,才能清除气道异物。

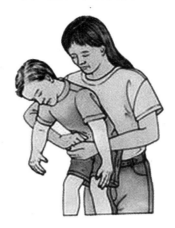

图 3.13.1　Heimllich 手法

遵循表3.13.2所示步骤为站立或坐下的有反应成人或儿童实施腹部快速按压:

表 3.13.2　成人或儿童气道梗阻处理步骤

步骤	操　　作
1	站在或跪在患者身后,并将双手环绕在患者腰部
2	一手握拳
3	将握拳的拇指侧紧抵患者腹部,位于脐上和胸骨下的腹中线上
4	另一只手握住攥拳的手,向上快速按压患者腹部
5	反复快速按压,直到把异物从气道内排出来,或患者变得没有反应
6	每一次新的快速按压都应该有独立的明确操作,以便于解除梗阻

3.解除无反应的1岁及以上患者的窒息

窒息患者最初可能有反应,然后可能变为无反应。在这种情况下,如知道造成患者的症状是窒息,必须检查咽部的异物。如果窒息患者变得没有反应,应启动应急反应系统。让患者躺在地上,从胸外按压开始CPR。

对于成人或儿童患者,当每次开放气道给予人工呼吸时,应尽量张开患者的口并检查有无异物。如果看到容易去除的异物,用手指将其去除。如果没有发现异物,请继续进行心肺复苏。

如果出现以下情况,可以确定已经成功为无反应的患者解除气道梗阻:

①当给予人工呼吸时,可感觉到空气流动并看到胸廓隆起。

②查看并从患者咽部移除异物。

(二)解除婴儿窒息

1.识别有反应婴儿的窒息

婴儿气道梗阻判别方法见表3.13.3。

表 3.13.3　婴儿气道梗阻判别

轻度气道梗阻	重度气道梗阻
体征： ● 良好的气体交换 ● 能够用力咳嗽 ● 咳嗽时可能有哮鸣声	体征： ● 气体交换不良或无气体交换 ● 微弱、无力地咳嗽或完全没有咳嗽 ● 吸气时出现尖锐的噪音或完全没有噪音 ● 呼吸困难增加 ● 可能发绀（变紫） ● 不能哭
施救者措施	施救者措施
● 不要干扰患者自己咳出异物的尝试，但需与患者待在一起，监控他的情况 ● 如果轻度气道梗阻持续，启动应急反应系统	● 如果患者不能发出任何声音或进行呼吸，显示发生严重的气道梗阻，必须尝试解除梗阻

2.解除有反应婴儿的窒息

从婴儿气道中清除异物需要结合轻拍背和胸部快速按压，解除手法见图 3.13.2。腹部快速按压法不适用。

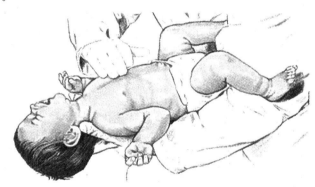

图 3.13.2　婴儿气道梗阻解除手法

请遵循表 3.13.4 所示步骤，解除有反应婴儿的窒息：

表 3.13.4　有反应婴儿气道梗阻处理步骤

步骤	操　作
1	跪下或坐下，并将婴儿放在膝盖上
2	如果方便，将婴儿胸部的衣服脱去
3	使婴儿脸向下，使其头部略低于胸部，并让其头部靠在施救者的前臂上。用手托住婴儿的头部和下颌。注意避免压迫婴儿喉部的软组织。将施救者的前臂靠在膝盖或大腿上，支撑婴儿
4	用手掌根部，在婴儿的肩胛之间用力拍背 5 次。每次都用足够的力量拍打，以尝试清除异物

步骤	操 作
5	在进行 5 次拍背后,将空手放在婴儿背部,并用手掌托住婴儿后脑。婴儿将被完全抱在施救者的 2 条前臂之间,用一只手掌托住其脸和下颌,另一只手则托住婴儿的后脑
6	小心托住婴儿的头部和颈部,同时将婴儿全身翻转过来。抱住婴儿,将其脸朝上,让施救者的前臂靠在大腿上。保持婴儿的头部低于其躯干
7	在胸部中央的胸骨下半部提供最多 5 次快速往下的胸部快速按压。以 1 次/s 的速率进行胸部快速按压,每次都以产生足够的力量来清除异物为目的
8	重复最多 5 次拍背和最多 5 次胸部快速按压的程序,直到异物清除或婴儿变得没有反应

3.解除无反应婴儿的窒息

切勿盲目地用手指去清除婴儿和儿童喉中的异物,因为这样可能将异物推入气道,从而造成进一步的梗阻。

如果婴儿患者变为无反应,应停止拍背,开始 CPR。

如需解除无反应婴儿的窒息,请遵循表 3.13.5 所示步骤:

表 3.13.5 无反应婴儿气道梗阻处理步骤

步骤	操 作
1	呼叫帮助。如果有人回应,请派人去启动应急反应系统。将婴儿置于坚硬、平坦的表面
2	开始 CPR(从按压开始)之前,应进行另一个步骤:每当开放气道时,请检查咽后部是否有梗阻的异物。如果看到异物并且容易取出,将其取出
3	进行大约 2min 的 CPR(C—A—B)程序后,启动应急反应系统

实验 3.14 气管插管

气管内插管术是指将特制的气管导管,通过口腔或鼻腔插入病人气管内。它是一种气管内麻醉和抢救病人的技术,也是保持上呼吸道通畅的最可靠手段。气管或支气管内插管是实施麻醉的一项安全措施。

【适应证】

1.全身麻醉

呼吸道难以保证通畅者,如颅内手术、开胸手术、需俯卧位或坐位等特殊体位的全麻手术;如颈部肿瘤压迫气管,颌、面、颈、五官等全麻大手术,极度肥胖病人;全麻药对呼吸有明显抑制或应用肌松药者都应行气管内插管。

2.危重病人的抢救

呼吸衰竭需要进行机械通气者,心肺复苏,药物中毒以及新生儿严重窒息时,都必须行气管内插管。

【禁忌证】

1.绝对禁忌

喉头水肿,急性喉炎,喉头黏膜下血肿,插管损伤可引起严重出血;除非急救,禁忌气管内插管。

2.相对禁忌

呼吸道不全梗阻者有插管适应证,但禁忌快速诱导插管。并存出血性血液病(如血友病、血小板减少性紫癜等)者。插管损伤易诱发喉头声门或气管黏膜下出血或血肿,继发呼吸道急性梗阻,因此宜列为相对禁忌证。主动脉瘤压迫气管者,插管可能导致主动脉瘤破裂,宜列为相对禁忌证。麻醉者对插管基本知识未掌握,插管技术不熟练或插管设备不完善者,均宜列为相对禁忌证。

【目的】

1.保持呼吸道通畅,便于清除气管、支气管内分泌物。

2.便于实施辅助呼吸和人工呼吸。

3.麻醉医生可以远离手术区,尤其适用于颅脑、颌面、五官和颈部手术。

4.可以减少呼吸衰竭的病人的呼吸道无效腔,便于给氧吸入和辅助呼吸。

【内容】

1.插管前检查与估计

插管前应常规实施有关检查(鼻腔、牙齿、张口度、颈部活动度、咽喉部情况),并对下列问题做出决定:①选用何种麻醉方法(全麻或清醒);②是否存在插管困难问题,需采取何种插管方法解决。

2.插管前准备

①选择合适的气管导管;②准备合适的喉镜,导管内导丝、吸引管、牙垫、注射器等;③准备麻醉面罩和通气装置;④听诊器、氧饱和度监测仪。

3.经口腔明视气管内插管方法

①将病人头后仰,双手将下颌向前、向上托起以使口张开,或以右手拇指对着下齿列,示指对着上齿列,借旋转力量使口腔张开。

②左手持喉镜柄,将喉镜片由右口角放入口腔,将舌体推向侧后缓慢推进,可见到悬雍垂。将镜片垂直提起前进,直到会厌显露。挑起会厌以显露声门。

③如采用弯镜片插管则将镜片置于会厌与舌根交界处(会厌谷),用力向前上方提起,使舌骨会厌韧带紧张,会厌翘起紧贴喉镜片,即显露声门。

④以右手拇指、食指及中指如持笔式持住导管的中、上段,由右口角进入口腔,直到导管接近喉头时再将管端移至喉镜片处,同时双目经过镜片与管壁间的狭窄间隙监视导管前进方向,准确轻巧地将导管尖端插入声门。借助管芯插管时,当导管尖端入声门后,应拔出管芯后再将导管插入气管内。导管插入气管内的深度成人为4～5cm,导管尖端至门齿的距离约18～22cm。

⑤插管完成后,要确认导管已进入气管内再固定。确认方法有:

a.压胸部时,导管口有气流。

b.人工呼吸时,可见双侧胸廓对称起伏,并可听到清晰的肺泡呼吸音。

c.如用透明导管时,吸气时管壁清亮,呼气时可见明显的"白雾"样变化。

d.病人如有自主呼吸,接麻醉机后可见呼吸囊随呼吸而张缩。

e.如能监测呼气末 $ETCO_2$ 则更易判断,$ETCO_2$ 图形有显示则可确认无误。

【并发症】

1.插管操作技术不规范,可致牙齿损伤或脱落,口腔、咽喉部和鼻腔的黏膜损伤引起出血。用力不当或过猛,还可引起下颌关节脱位。

2.浅麻醉下行气管内插管可引起剧烈呛咳、喉头及支气管痉挛;心率增快及血压剧烈波动而导致心肌缺血。严重的迷走神经反射可导致心律失常,甚至心跳骤停。预防方法有:适当加深麻醉,插管前行喉头和气管内表面麻醉,应用麻醉性镇痛药或短效降压药等。

3.气管导管内径过小,可使呼吸阻力增加;导管内径过大,或质地过硬都容易损伤呼吸道黏膜,甚至引起急性喉头水肿,或慢性肉芽肿。导管过软容易变形,或因压迫、扭折而引起呼吸道梗阻。

4.导管插入太深可误入一侧支气管内,引起通气不足、缺氧或术后肺不张。导管插入太浅时,可因病人体位变动而意外脱出,导致严重意外发生。因此,插管后及改变体位时应仔细检查导管插入深度,并常规听诊两肺的呼吸音。

实验 3.15　气管切开术

以解除喉源性呼吸困难、呼吸机能失常或下呼吸道分泌物潴留所致呼吸困难的一种常见手术。

【适应证】

1.喉阻塞

由喉部炎症、肿瘤、外伤、异物等引起的严重喉阻塞。

2.呼吸困难较明显,而病因又不能很快解除时

应及时行气管切开术。喉邻近组织的病变,使咽腔、喉腔变窄发生呼吸困难者,根据具体情况亦可考虑气管切开术。

3.下呼吸道分泌物潴留

由各种原因引起的下呼吸道分泌物潴留,为了吸痰,保持气道通畅,可考虑气管切开,如重度颅脑损伤、呼吸道烧伤、严重胸部外伤、颅脑肿瘤、昏迷、神经系病变等。

4.预防性气管切开

对于某些口腔、鼻咽、颌面、咽、喉部大手术,为了进行全麻,防止血液流入下呼吸道,保持术后呼吸道通畅,可施行气管切开。

5.取气管异物

气管异物经内窥镜下钳取未成功,估计再取有窒息危险,或无施行气管镜检查设备和技术者,可经气管切开途径取出异物。

6.颈部外伤伴有咽喉或气管、颈段食管损伤者

对于损伤后立即出现呼吸困难者,应及时施行气管切开。

【手术方法】

(一)常规气管切开术

1.体位

一般取仰卧位,肩下垫一小枕,头后仰,使气管接近皮肤,暴露明显,以利于手术,助手坐于头侧,以固定头部,保持正中位。常规消毒,铺无菌巾。

2.麻醉

采用局麻。沿颈前正中上自甲状软骨下缘下至胸骨上窝,以1%奴夫卡因浸润麻醉,对

于昏迷、危重或窒息病人,若病人已无知觉也可不予麻醉。

3.切口

多采用直切口,自甲状软骨下缘至接近胸骨上窝处,沿颈前正中线切开皮肤和皮下组织。

4.分离气管前组织

用血管钳沿中线分离胸骨舌骨肌及胸骨甲状肌,暴露甲状腺峡部,若峡部过宽,可在其下缘稍加分离,用小钩将峡部向上牵引,必要时也可将峡部夹持切断缝扎,以便暴露气管。分离过程中,两个拉钩用力应均匀,使手术野始终保持在中线,并经常以手指探查环状软骨及气管,是否保持在正中位置。

5.切开气管

确定气管后,一般于第2~4气管环处,用尖刀片自下向上挑开2个气管环(切开4~5环者为低位气管切开术),刀尖勿插入过深,以免刺伤气管后壁和食管前壁,引起气管食管瘘。可在气管前壁上切除部分软骨环,以防切口过小,放管时将气管壁压进气管内,造成气管狭窄。

6.插入气管套管

以弯钳或气管切口扩张器,撑开气管切口,插入大小适合、带有管蕊的气管套管,插入外管后,立即取出管蕊,放入内管,吸净分泌物,并检查有无出血。

7.创口处理

气管套管上的带子系于颈部,打成死结以牢固固定。切口一般不予缝合,以免引起皮下气肿。最后用一块开口纱布垫于伤口与套管之间。

(二)经皮气管切开术

1.一般需要镇静剂或少量麻醉药,第2、3气管环处的皮肤注射含1∶100000肾上腺素的利多卡因浸润麻醉。从环状软骨下缘起垂直向下做1cm长皮肤切口。

2.将气管插管撤至顶端位于声带下。

3.将气管穿刺针以45°角斜向尾端刺入气管前壁,直到可抽出大量气体。

4.把尖端呈J形的导丝及导管插入气管,以之引导,用直径逐步增大(12~36Fr)的扩张器扩张气管开口,直到达到合适大小。

5.将气管插管通过扩张器及导丝和导管插入气管。撤出扩张器、导丝及导管,把插管缝于皮肤上。

【术后处理】

1.床边设备

应备有氧气、吸引器、气管切开器械、导尿管及急救药品。

2.另备用一副同号气管套管。

3.保持套管通畅

应经常吸痰,每日定时清洗内管,煮沸消毒数次。术后一周内不宜更换外管,以免因气管前软组织尚未形成窦道,使插管困难而造成意外。

4.保持下呼吸道通畅

室内保持适当温度(22℃左右)和湿度(相对湿度90%以上),可用地上泼水、蒸气吸入,定时通过气管套管滴入少许生理盐水、0.05％糜蛋白酶等,以稀释痰液,便于咳出。

5.防止伤口感染

由于痰液污染,术后伤口易于感染,故至少每日换药一次。如已发生感染,可酌情给以抗生素。

6.防止外管脱出

要经常注意套管是否在气管内,若套管脱出,又未及时发现,可引起窒息。套管太短、固定带子过松、气管切口过低、颈部肿胀或开口纱布过厚等均可导致外管脱出。

7.拔管

咽喉阻塞或下呼吸道分泌物解除,全身情况好转后,即可考虑拔管。拔管前先堵管1～2昼夜,如病人在活动、睡眠时无呼吸困难,可在上午时间拔管。创口一般不必缝合,只需用蝶形胶布拉拢创缘,数天可自行愈合。长期带管者,由于切开部位上皮长入瘘孔内与气管黏膜愈合,形成瘘道,故应行瘘孔修补术。

【并发症】

(一)术中并发症

1.出血

术中大出血很少见,除非罕见的高位无名动脉受到损伤。前颈静脉或甲状腺峡部引起的少量出血可以简单缝扎或用电凝控制。

2.心跳呼吸停止

心跳呼吸停止是致命性并发症,原因可能是迷走神经反射,也可因不能迅速建立起通畅的气道、张力性气胸、阻塞性(负压)肺水肿、给慢性二氧化碳潴留的病人吸氧或气管插管被插到软组织或主支气管内引起。对有明确慢性二氧化碳潴留病史的患者,要严密监测各项指标,术后应当立即给予机械通气。

3.气胸和纵膈气肿

可由于胸膜的直接损伤,空气经过软组织界面进入胸腔或纵膈,或肺大泡破裂造成。

(二)术后并发症

1.皮下气肿

是术后最常见的并发症,与气管前软组织分离过多、气管切口外短内长或皮肤切口缝合过紧有关。自气管套管周围逸出的气体可沿切口进入皮下组织间隙,沿皮下组织蔓延,气肿可达头面、胸腹,但一般多限于颈部。大多数于数日后可自行吸收,不需做特殊处理。

2.气胸及纵膈气肿

在暴露气管时,向下分离过多、过深,损伤胸膜后,可引起气胸。右侧胸膜顶位置较高,儿童尤甚,故损伤机会较左侧多。轻者无明显症状,严重者可引起窒息。如发现患者气管切开后,呼吸困难缓解或消失,而不久再次出现呼吸困难时,则应考虑气胸,X线拍片可确诊。此时应行胸膜腔穿刺,抽除气体。严重者可行闭式引流术。手术中过多分离气管前筋膜,气体沿气管前筋膜进入纵膈,形成纵膈气肿。对纵膈积气较多者,可于胸骨上方沿气管前壁向下分离,使空气向上逸出。

3.出血

术中伤口少量出血,可经压迫止血或填入明胶海绵压迫止血,若出血较多,可能有血管损伤,应检查伤口,结扎出血点。

4.气管食管瘘

少见。在喉源性呼吸困难时,由于气管内呈负压状态,气管后壁及食管前壁向气管腔内突出,切开气管前壁时可损伤到后壁。较小的、时间不长的瘘孔,有时可自行愈合,瘘口较大或时间较长,上皮已长入瘘口者,只能手术修补。

5.伤口感染

气管切开是一个相对污染的清洁切口。很快院内菌株就会在伤口生长,通常为假单胞菌和大肠杆菌。因为伤口是开放性的,有利于引流,所以一般不需要预防性使用抗生素。真正发生感染极少见,而且只需局部治疗。只有当出现伤口周围蜂窝织炎时才需要抗生素治疗。

实验 3.16 电除颤

心脏电复律是用电能来治疗异位性快速心律失常,使之转为窦性心律的方法。心室颤动与无脉性室速是临床发生心脏骤停的最主要原因,而电除颤是其最重要的抢救措施,本节主要讲解心脏电复律技术中电除颤的方法。

【适应证】

1.心室扑动、心室颤动

心室扑动见图 3.16.1。心室颤动见图 3.16.2。

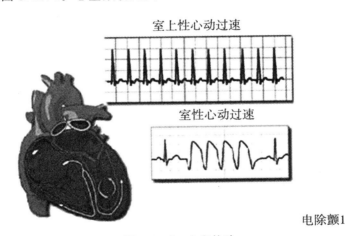

图 3.16.1　心室扑动

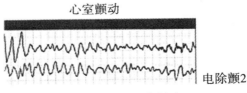

图 3.16.2　心室颤动

2.无脉性室速

【禁忌证】

病史已多年、心脏(尤其是左心房)明显增大、伴高度或完全性房室传导阻滞的心房颤动,伴完全性房室传导阻滞的心房扑动,反复发作而药物不能维持疗效或伴病态窦房结综合征的异位性快速心律失常,均不宜用本法复律;有洋地黄类药物或低血钾时,暂不宜用电复律。然而在紧急抢救时无绝对禁忌证。

【内容】

早期进行电除颤的理由有:①心室颤动是引起心跳骤停最常见的致死性心律失常,在发生心跳骤停的病人中,约 80% 为心室颤动引起;②心室颤动最有效的治疗是电除颤;③除颤成功的可能性随着时间的流逝而降低,或除颤每延迟 1min,成功率将下降 7% ~ 10%;④心室颤动可能在数分钟内转为心脏停跳。因此,尽早快速除颤是生存链中最关键的一环。

1. 能量选择

目前除颤仪包括单相波和双相波两类除颤波形。单相波电除颤:首次电击能量即 360J;双相波电除颤:首次即可使用 200J。

2. 效果评价

一次除颤结束后立即进行心肺复苏(CPR),待 5 个循环(胸外心脏按压:人工呼吸 = 30:2)后进行心律、脉搏及自主呼吸的评估。如果病人循环体征恢复,检查病人呼吸,如无自主呼吸,即给予人工通气,10~12 次/min;若有呼吸,将病人置于复苏体位,自动除颤仪 AED 应仍连接在病人身体上,如再出现心室颤动,AED 仪会发出提示并自动充电,再行电除颤。

3. 心血管急救系统与 AED

心血管急救(ECC)系统可用"生存链"概括,包括 4 个环节:①早期启动 EMS;②早期 CPR;③早期电除颤;④早期高级生命支持。临床和流行病学研究证实,在这 4 个环节中,早期电除颤是抢救病人生命最关键的一环。早期电除颤的原则是第一个到达现场的急救人员应携带除颤器,并有义务实施 CPR。急救人员都应接受正规培训,急救人员行基础生命支持的同时应实施 AED。在有除颤器时,首先实施电除颤,这样心脏骤停病人复苏的成功率会显著提高。使用 AED 的优点包括人员培训简单,培训费用较低,而且使用时比传统除颤器快。早期电除颤应作为标准 EMS 的急救内容,争取在心脏停搏发生后院前 5min 内完成电除颤。

4. 心前叩击

胸前叩击可使室速转为窦性心律,其有效性为 11% ~ 25%。极少数心室颤动可能被胸前重叩终止。由于胸前叩击简便快速,在发现病人心脏停搏、无脉搏,且无法获得除颤器进行除颤时可考虑使用。

【注意】

1. 若心电显示为细颤,应坚持心脏按压或用药,先用 1% 肾上腺素 1ml 静脉推注,3~5min 后可重复一次,使细颤波转为粗波后,方可施行电除颤。

2. 电击时电极要与皮肤充分接触,勿留缝隙,以免发生皮肤烧灼。

3. 触电早期(3~10min 内)所致的心跳骤停,宜先用利多卡因 100mg 静注。

实验 3.17 颈内静脉穿刺置管

【适应证】

1.长期输液或大量、快速补液扩容治疗。

2.静脉内营养治疗。

3.药物治疗,如化疗,刺激性药物等。

4.中心静脉压监测。

【禁忌证】

1.血小板减少或其他凝血功能障碍者。

2.局部皮肤感染者。

3.躁动不安无法约束者。

4.有证据表明机体具有导管相关性感染的可能。

【穿刺入路】

颈内静脉穿刺置管有 3 种入路:前路、中路及后路。

前路:将左手示指和中指放在胸锁乳突肌中点、颈总动脉外侧,右手持针,针尖指向同侧乳头,针轴与冠状面呈 30°~40°角,常于胸锁乳突肌的中点前缘入颈内静脉。

中路:胸锁乳突肌的胸骨头、锁骨头与锁骨上缘构成颈动脉三角,在此三角形顶点穿刺(图 3.17.1)。针轴与皮肤呈 30°角,针尖指向同侧乳头(也可指向骶尾),一般刺入 2~3cm即入颈内静脉。

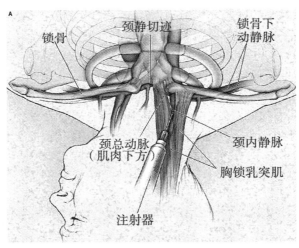

图 3.17.1 颈内静脉穿刺点

后路:在胸锁乳突肌外侧缘的中下 1/3 交点,约锁骨上 5cm 处进针,针轴一般保持水平位,针尖于胸锁乳突肌锁骨头的深部指向胸骨上切迹。

【内容】

1.病人仰卧,去枕,肩下垫薄枕,头尽量转向对侧。操作者站在病人头前。

2.头低位,15°~30°,使颈内静脉充盈,以便穿刺成功,且可避免并发气栓。

3.消毒铺单后,找到胸锁乳突肌的锁骨端内侧缘及胸骨端外缘,用作定出穿刺点的界标。再触颈总动脉搏动点,用稍稍分开的左手第二、三、四指,触摸到颈总动脉搏动点,在搏动点的外侧缘画点,连成一线,即相当于颈内静脉的走向。

4.在搏动的外侧进针,先用 6 号针接 5ml 注射器穿刺,穿刺方向朝向同侧乳头方向,成扇形从外向内扫描。边回吸注射器边进针,可见到回血(一般进针深度 2~3cm 左右)。如针已深入 3~5cm,仍未见到回血,可带负压边回退,如仍然无回血,须将针回拔至皮下,改变穿刺方向。

5.试穿成功后,沿相同穿刺点和穿刺方向用穿刺针穿刺,当回抽到静脉血时,表明针尖位于颈内静脉,然后减小穿刺针与额平面角度。当回抽血十分通畅时,固定针头不动。插入导引钢丝,注意插导引钢丝时不能有阻力。有阻力要重新调整位置,无阻力则插入导引钢丝过针头约 5cm,退出穿刺针。

6.将导管套在导引钢丝外面,钢丝必须伸出导管尾部,用左手拿住,右手将导管与钢丝一起部分插入。待导管进颈内静脉后,边插导管边退出钢丝。一般成人从穿刺点到上腔静脉右心房开口处约 10cm 左右。

【并发症】

1.气胸

主要是穿刺时针干的角度和针尖的方向不当所致。穿刺时为避开颈总动脉而针尖指向过于偏外,往往会穿破胸膜顶和肺尖。如果仅为一针眼产生少量气胸,无需特殊处理,可自行吸收。如果针尖在深部改变方向使破口扩大,再加上正压机械通气,气胸会急剧加重甚至形成张力性气胸,必要时行胸腔闭式引流甚至开胸,并处理肺部破口。

2.血胸

颈内静脉穿刺尤其易损伤动脉,若同时穿破胸膜势必会引起血胸。必要时行胸腔闭式引流,甚至开胸止血。

3.液胸

在送管时将穿透静脉而送入胸腔内,此时液体都输入胸腔内。其表现有以下几点:①从此路给药(如麻醉药、肌松药等)均无效。②测量中心静脉压时出现负压。③此路输液通畅但抽不出回血。若出现上述现象应确诊导管在胸腔内,不应再使用此通路,应另行穿刺置管。原导管不宜当时拔出,应开胸后在外科医生监视下拔除原导管,必要时从胸腔内缝合止血。

4.空气栓塞

穿刺前未使病人头低位,如病人处于低血容量状态,穿中静脉后一旦撤掉注射器活塞与大气相通,由于心脏的舒张而将空气吸入心脏。对后天性心脏病(无心内分流)的病人,进入少量空气不致引起严重后果,但对有心内分流的先天性心脏病病人(尤其是右向左分流的紫绀病人),可能引起严重后果。穿刺时应注意避免。

5.折管

由于导管质量差,术后病人躁动或做颈内静脉置管时术后颈部活动频繁而造成,并多由导管根部折断。

6.心肌穿孔

由于导管太硬且送管太深直至右房,由于心脏的收缩而穿破心房壁(也有穿破右室壁的报道),在心脏直视手术切开心包即能发现,给予适当处理即可。但在非心脏手术或是抢救危重病人时常常引起心包填塞,如不能及时发现并做出正确诊断,后果十分严重,死亡率很高。预防方法:不用劣质导管,送管不宜过深,一般送入 8～10cm。

7.感染

引起感染的因素是多方面的:

①导管消毒不彻底。

②穿刺过程中无菌操作不严格。

③术后护理不当。

④导管留置过久。

在病情允许的情况下留置时间越短越好,若病情需要,最长 7～10 天应该拔除或重新穿刺置管。

实验 3.18　股动脉穿刺

【目的】

1.采集动脉血液标本。

2.急救时需加压输血输液。

【内容】

1.准备洗手、戴口罩。

2.备齐用物携至床旁,查对床号、姓名、治疗项目等,向患者或者家属解释股动脉穿刺的目的、方法。

3.协助病人取仰卧位,下肢伸直略外展外旋。

4.检查注射器的包装、有效期等,再次查对,常规消毒穿刺部位皮肤。

5.术者消毒左手中指和食指,在腹股沟韧带下方内侧,左手食指和中指触及股动脉搏动最明显处并固定,右手持注射器垂直刺入动脉或者与动脉走向呈 40°角刺入。见回血后用右手固定注射器,左手抽动活塞,按需要采集标本或者接上输血输液器。

6.抽血或输入毕,迅速拔针,局部用 3～5 根消毒棉签或纱布加压按 5min 以上。

7.协助病人取舒适卧位,整理用物。

【注意】

1.严格执行无菌技术操作原则及查对制度。

2.如采集血气标本,应备肝素,并防止注射器内混入空气,针头拔出后即插入橡皮塞或软木塞,立即送检。

3.如抽出暗红色血液,即示误入静脉,应立即拔针,加压 5min 以上止血。

图书在版编目(CIP)数据

诊断学实验/全胜,张匀主编. —杭州:浙江大学出版
社,2014.4(2018.7 重印)
ISBN 978-7-308-13039-4

Ⅰ.①诊… Ⅱ.①全…②张… Ⅲ.①诊断学—实验
Ⅳ.①R44-33

中国版本图书馆 CIP 数据核字(2014)第 060977 号

诊断学实验

全 胜 张 匀 主编

丛书策划	季 峥(really@zju.edn,cn)	
责任编辑	季 峥	
封面设计	杭州林智广告有限公司	
出版发行	浙江大学出版社	
	(杭州市天目山路 148 号 邮政编码 310007)	
	(网址:http://www.zjupress.com)	
排 版	杭州林智广告有限公司	
印 刷	浙江省良渚印刷厂	
开 本	787mm×1092mm 1/16	
印 张	10.5	
字 数	262 千	
版 印 次	2014 年 4 月第 1 版 2018 年 7 月第 2 次印刷	
书 号	ISBN 978-7-308-13039-4	
定 价	25.00 元	